改善体质抗癌法

[日] 济阳高穗　著　蔡沐晨　译

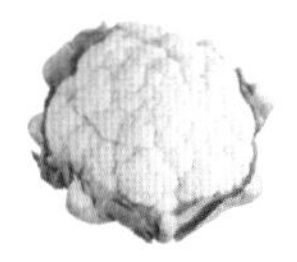 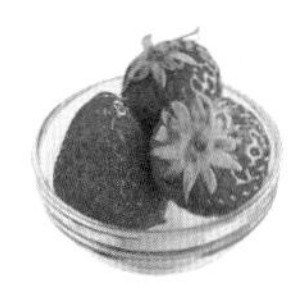 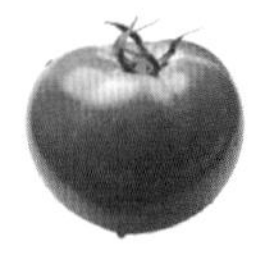 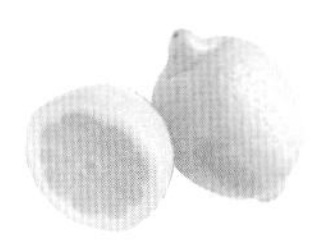

浙江科学技术出版社

图书在版编目（CIP）数据

改善体质抗癌法 / （日）济阳高穗著；蔡沐晨译.
—杭州 ：浙江科学技术出版社，2020.1
ISBN 978-7-5341-8861-9

Ⅰ. ①改… Ⅱ. ①济… ②蔡… Ⅲ. ①癌－食物疗法
Ⅳ. ①R247.1

中国版本图书馆CIP数据核字(2019)第251163号

著作权合同登记号　图字：11-2018-501号

NAOTTA HITO GA TABETEITA! WATAYOSHIKI KOUGAN SHOKUZAICHOU

书　　名　改善体质抗癌法
著　　者　（日）济阳高穗
译　　者　蔡沐晨

出版发行　浙江科学技术出版社
杭州市体育场路347号　邮政编码：310006
办公室电话：0571-85176593
销售部电话：0571-85062597
网　址：www.zkpress.com
E-mail：zkpress@zkpress.com
排　　版　烟雨
印　　刷　固安县京平诚乾印刷有限公司

开　　本 880×1230　1/32		**印　张**	5.25
字　　数 160 000			
版　　次 2020年1月第1版		**印　次**	2020年1月第1次印刷
书　　号 ISBN 978-7-5341-8861-9		**定　价**	49.00元

责任编辑　王巧玲　陈淑阳　　**责任校对**　马　融
责任美编　金　晖　　**责任印务**　田　文
文稿整理　（日）穴泽贤　　**校正协助**　（日）志泽弘
摄　　影　（日）江头彻（讲谈社摄影部）

即使手术、放疗、化疗都无效，也还是有别的方法可以治疗

用饮食疗法
协助治疗癌症

别放弃治疗！防治癌症的关键在于提升免疫力

曾被医生宣告时日不多，却健康地活了下来

当医生向癌症患者及其家属宣告剩余寿命时，就代表患者在经历手术、放射治疗、化学疗法的癌症三大疗法后，病情依然不见起色。换句话说，这是化学疗法已经“无计可施”后的最终判决。

身为一名拥有40年以上诊治经验的消化外科医生，我也向患者宣告过其剩余寿命。曾有一位56岁的男性患者，其肝癌病情已十分严重，他虽然动过手术，但其病灶无法被彻底切除，不得已只能回家疗养。我向他宣告他只剩下几个月的寿命了。

没想到半年后，这名男性患者不但没有变得更衰弱，反而更加精力充沛，充满活力。一年后对他进行CT（计算机体层扫描）检查，发现原本残留在其体内的癌细胞竟然都不见踪影了！惊讶之余问他，才知道他执行了太太建议的饮食疗法。

当时我脑海中立马浮现出恩师中山恒明教授说过的一句话：**“治疗靠的是患者自身的免疫力，医生只能扮演助手的角色。”**

现在，我已经不再对癌症患者宣告剩余寿命了。即使他们是癌症晚期患者，我也会鼓励他们“请不要轻言放弃，一定还有其他治疗方法”。我之所以会有如此的转变，是因为亲眼见证过许多用饮食疗法治好癌症的实例。

饮食与治疗双管齐下，才能治好癌症

通过运用饮食疗法，63.7%的癌症患者的病情能获得改善

2002年，我对根治性手术（广泛切除原发灶及可能受累的周围组织的手术）成功的1402名患者进行了追踪随访，发现有将近半数的人，竟在短短5年内复发或病逝。这个事实让我震惊不已！

即使接受再多的手术，只要体质没有得到改善，癌症就会不断地复发。得知这个调查结果后，我十分难过。于是，我开始埋头钻研饮食疗法。经过反复研究，我终于研究出一种“济阳式饮食疗法”。

我要特别说明的是，济阳式饮食疗法并非否定医学治疗的效果，而是饮食与医学两种疗法双管齐下，达到控制或治好癌症的目的。其中很重要的8大原则（请参照正文第2页），属于很严格的饮食方式，如果抱着“随便啦”“不用太讲究”的想法，就很难持之以恒，达到目的。

根据我的经验，只要患者有“治好癌症”的强大信念，就可以产生正向的结果。我研究饮食疗法已经16年了，推行济阳式饮食疗法也已经十多年了。2012年的统计结果显示，353个癌症病例中，靠饮食疗法完全康复的有49人，病情获得改善的有176人，也就是说，有63.7%的患者治疗有成效。

济阳高穗

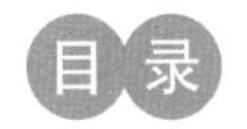

目录

阻断危险的致癌因子

济阳式饮食疗法清除癌细胞

数十年研究与成功实例验证

针对不同脏器的有效防癌食材

改变日常饮食，就能抑制或杀死癌细胞
济阳式8大饮食原则完全实践指南

解析各种食材的功效&吃法

济阳式防癌食材

蔬菜・豆类・薯类

海藻

谷物

水果

阻断危险的致癌因子

济阳式饮食疗法

清除癌细胞

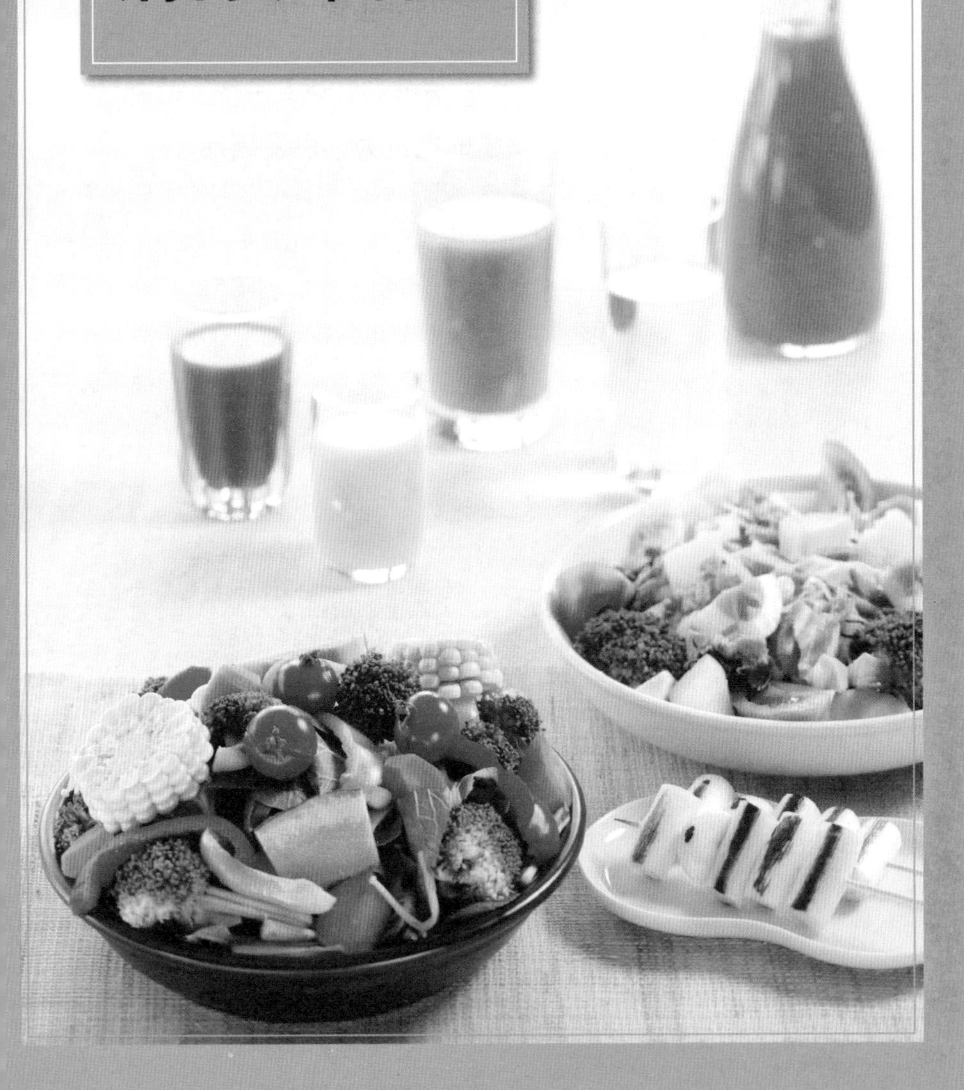

想消灭致癌因子，就得摄取增强免疫力的食物

济阳式饮食疗法 8大原则

饮食原则 1 低盐生活，清除癌细胞的第一步

盐分摄入过多，会降低胃黏膜的抵抗力，引发癌症

盐分摄入过多不仅会损害人体的胃黏膜，导致细胞内外无机盐失衡，还会引发胃癌，几乎所有癌症的发生率都会因此升高。

其实，我们从日常食物中就可以摄取到人体一天所需的盐分。所以，若要严格实行济阳式饮食疗法，最好连低盐酱油或低盐味噌等调味料都应避免使用。癌症患者一天的盐分摄取量为2~3克，相当于0.5茶匙食盐、1.2茶匙酱油或3茶匙乌醋。

饮食原则 2 摄取优质蛋白质，提升防癌能力

帮助降低坏胆固醇含量，改善血液循环

动物性脂肪与蛋白质的摄入会增加患癌的风险，所以济阳式饮食疗法禁止食用牛、猪、羊等四足动物的肉。

如果是鸡肉，去除油脂含量高的外皮后，一天吃30克左右是可以的。自然散养鸡下的蛋，一天可以吃一个。鱼类则要避开容易氧化的黑鲔鱼或鲣鱼等红肉鱼，改以白肉鱼作为首选，如比目鱼、鳕鱼等。

饮食原则 3

多吃新鲜蔬果，远离癌细胞

体内最需要的抗氧化物质就从这里摄取

务必要挑选有机或低农药残留的蔬果！新鲜蔬果里含有丰富的维生素，以及类胡萝卜素、类黄酮等植化素，它们不仅能帮助抗氧化，还可以消除体内自由基并抑制癌细胞。此外，蔬果富含酶，酶是促进各种代谢的重要物质，在营养的消化与吸收过程中扮演了重要角色。

由于烹调过程很容易破坏蔬果内的酶和维生素，所以能生吃的蔬果最好生吃。倘若生吃的蔬果无法直接大量摄取，建议榨成蔬果汁，并在20分钟内喝完。

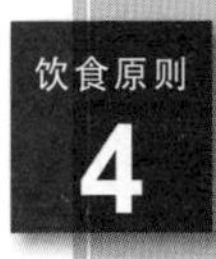

多吃含有胚芽的谷物以及豆类、芋薯类

胚芽、大豆异黄酮能有效抑制癌症

米、麦的胚芽中，有丰富的B族维生素、维生素E及其他抗氧化物质（木酚素、植酸），还有能够改善肠道环境的膳食纤维。

未经精制的糙米包含了以上所提到的各种营养物质，可以说它是最理想的主食。黄豆及其制品（如豆腐、豆浆）含有丰富的大豆异黄酮，能抑制各种癌症的发生。

马铃薯、番薯、芋头、山药等芋薯类含有丰富的维生素C与钾，能调节体内无机盐的平衡。

饮食原则
5
补充乳酸菌、海藻、菇类，提升免疫力

有助于平衡肠道菌群，提升免疫力

乳酸菌最为人所知的功能就是可以增加有益菌、抑制有害菌、改善肠道环境，并增强免疫细胞的活性。除了乳腺癌、卵巢癌患者外，其他癌症患者每天至少要吃300克无糖酸奶，但是无糖酸奶原料必须是优质的牛乳。

而海带、裙带菜、昆布等海藻所含有的褐藻糖胶以及菇类中的β－葡聚糖都有增强免疫力、防癌的功效。

饮食原则
6
多摄取柠檬、蜂蜜、啤酒酵母

增强体力，提升新陈代谢

多吃富含柠檬酸的柠檬，有助于促进新陈代谢，每天最好能摄取柠檬2个以上。如果很难买到完全无农药残留的柠檬，可以先将柠檬浸泡在水中，隔天再食用。

蜂蜜里有许多维生素、无机盐，因此摄取蜂蜜能增强免疫力，建议每天食用2大匙，可与酸奶或柠檬汁一起饮用，或加入蔬果汁里。

啤酒酵母的摄取量，若以干酵母片（爱表斯）来计算，一天需服用20片以上。

饮食原则 7

适量食用紫苏油、橄榄油等好油，增强抗癌效果

选择橄榄油、亚麻籽油等好油，但须适量摄取

在挑选油品时，建议选择富含油酸的橄榄油、芝麻油、菜籽油。调制无须加热的菜肴时，则建议选择紫苏油、亚麻籽油。每种油都应尽早食用，避免氧化的油脂伤害细胞。

但植物油并非摄入越多越好，因为摄入太多含有亚油酸的大豆油、芝麻油、椰子油等，会导致体内一种称为花生四烯酸的脂肪酸增加，它是主要的致癌因子，所以要避免摄入过量植物油。

饮食原则 8

只喝天然好水，烟酒是大忌

不碰自来水或烟酒，让致癌物质 out

自来水为保证卫生安全会用氯化法来进行消毒，但也因此容易产生致癌物——三氯甲烷，故不建议癌症患者饮用自来水。癌症患者的饮用水、制作蔬果汁的水，或是煮汤用的水，都应选择干净的天然泉水，或者市面上未经加热处理的瓶装矿泉水。也可以运用高性能的活性炭净水器，去除水中的杂质与有害成分。

酒精会减弱肝脏的解毒功能、破坏消化器官黏膜。抽烟、喝酒都是癌症患者的大忌。

济阳式饮食疗法 随时都要谨记在心的重点

案例1 大肠癌・直肠癌

患者特别重视的饮食要点

①随时都要注意无盐饮食

- 料理中的汤汁都要过滤掉。
- 吃生菜沙拉时，用醋取代盐调味。
- 利用各式香辛料，补足菜肴的味道。

②每天喝蔬果汁

- 每天喝1500毫升蔬果汁，如果做不到，至少要喝1000毫升。

③尽量选择有机蔬果

- 尽量选择有机蔬果，若不得已必须使用低农药残留的蔬果时，可以将它们浸泡在水中一晚，以去除农药。

④不吃四足动物的肉

- 身体所需的蛋白质从少量的海鲜以及黄豆、蛋类、酸奶中摄取。

⑤不吃白米饭

- 以各种杂粮，如红豆、糙米、全麦面包或用糙米做的麻薯等取代白米饭。

有效案例详见第142页

案例2 胃癌・肝转移

患者特别重视的饮食要点

①禁酒

②不吃四足动物的肉

③完全不用盐调味

- 利用姜、大蒜、胡椒、香草等带有天然香味的食材来丰富料理的味道。

④每天喝1500～2000毫升新鲜蔬果汁

- 每天喝5~7次，每次喝300毫升左右。

⑤必须摄取的食材

- 饮食以糙米、蔬菜、水果、海藻、酸奶、蜂蜜为主，肉类蛋白质则选白肉鱼。

有效案例详见第144页

案例 3 卵巢癌

患者特别重视的饮食要点

①自己制作生菜酱料

- 为了避免摄入过多盐分，不要用市面上的调味酱，改用以1∶1混合的低盐酱油与醋作佐料。

②所有料理上都撒上磨碎的芝麻

- 无论是沙拉、味噌汤还是其他炖煮或炒的料理，都这样做。

③每天都吃菇类

- 运用金针菇、香菇、鸿喜菇等菇类，做成料理。每天吃一小块豆腐，以及萝卜泥拌纳豆。

④戒掉最喜欢的肉类

- 戒掉过去最爱的牛肉，身体所需的蛋白质几乎都从黄豆类食物中摄取。

有效案例详见第146页

案例 4 肝细胞癌

患者特别重视的饮食要点

①基本上不吃外食

- 即使因为工作需要与人聚餐，也全部推掉。

②每天一定要吃三餐，并禁酒

③每天都会吃这些

- 包括菇类、胡萝卜、绿色蔬菜、海藻及酸奶。

④不饮用自来水

⑤魩仔鱼去除盐分后烹调

有效案例详见第148页

案例 5 大肠癌·升结肠癌

患者特别重视的饮食要点

①尽力实行无盐饮食

- 做味噌汤时只放少量的味噌，调味时使用由含天然盐分的小鱼干、柴鱼片、昆布、海带芽等混合而成的粉末。

②只吃妻子亲手做的料理，不吃外食。

③每天喝1200毫升蔬果汁。

④每天饮用1000毫升天然水。

有效案例详见第150页

案例 6 恶性淋巴瘤

患者特别重视的饮食要点

①摄取能够提升免疫力的食物

- 每天都吃含有大蒜素的大蒜，以及海藻、菇类、乳酸菌、蜂蜜等。

②几乎不用盐

- 只吃食材原味，如果需要调味，也会选择天然的香辛料。

③每天喝1600毫升蔬果汁

- 榨蔬果汁所用的食材包括胡萝卜、苹果、芹菜、西红柿、小黄瓜、青椒、小松菜、萝卜、舞茸汁、蜂蜜。

④食用有机蔬菜

- 可从网上购买。

有效案例详见第152页

案例 7 乳腺癌

患者特别重视的饮食要点

①时时注意并遵守8大原则

- 将济阳式饮食疗法贴在墙壁上，时刻提醒自己。

②尽可能不用盐调味

- 善用海藻或鱼类中的天然盐分调味，也会将菜肴中的汤汁滤掉。

③选择不含添加剂的加工食品

④每天吃黄豆或豆制品

- 如豆腐、豆浆、豆腐皮、豆渣、纳豆等。

⑤做料理时用醋调味

⑥即使现在已经恢复健康，每天还是会喝500毫升以上的新鲜蔬果汁。

有效案例详见第154页

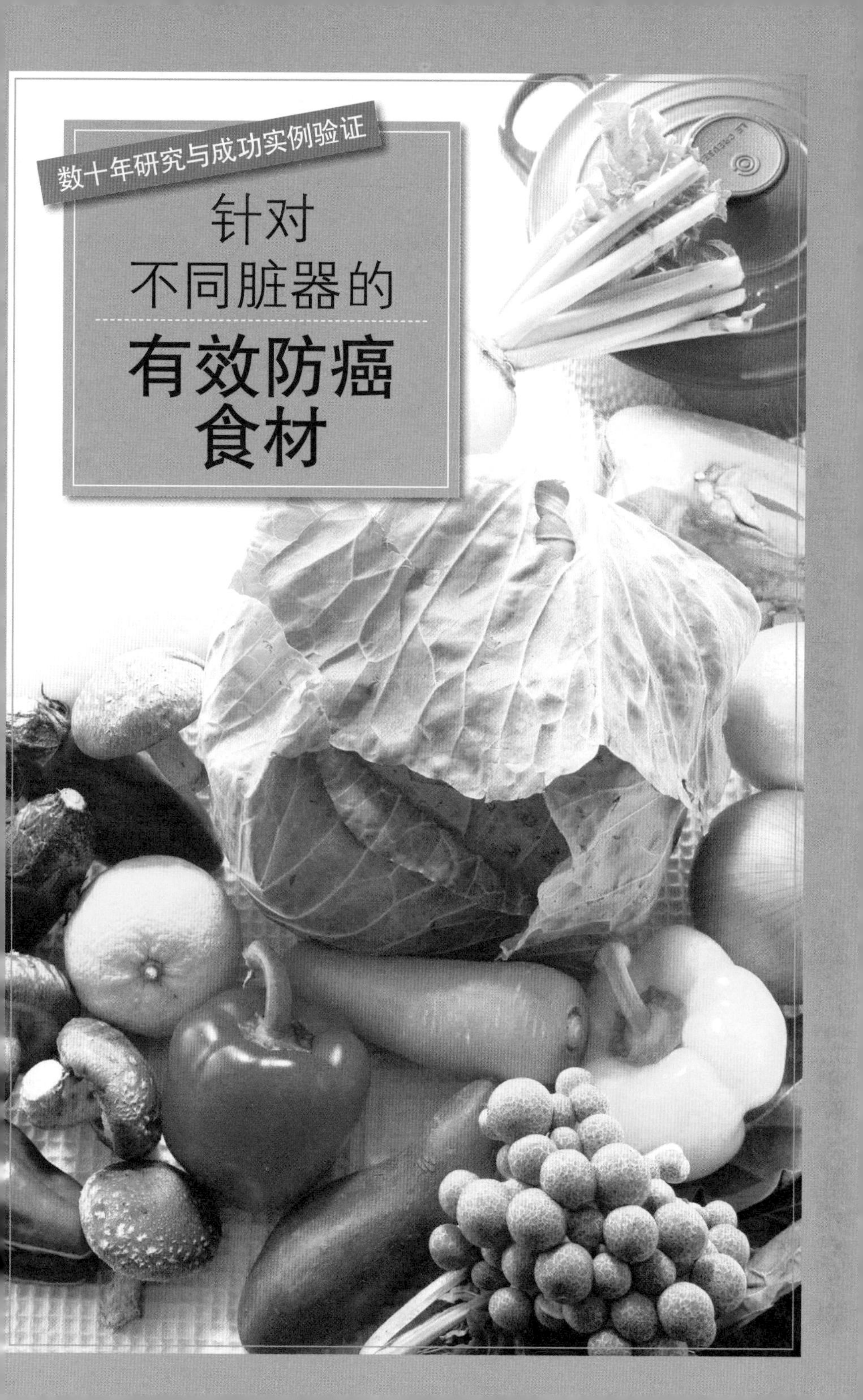
数十年研究与成功实例验证
针对
不同脏器的
有效防癌
食材

防癌，就从摄取能增强免疫力的植化素开始

济阳式饮食疗法的重点，在于提升我们身体本来就有的免疫力，并将其功效发挥到最大极限，以抗击癌症。因此，必须增加肩负免疫功能重任的白细胞，还要确保其有活力。

想要增加白细胞的数量，就必须摄取蔬果中特有的抗氧化物质——植化素。这是一种人体无法自行生成，须通过食物来获得的营养素。植化素能够对抗体内自由基的攻击，保护细胞不受侵袭，有效预防癌症。

1990年，由于癌症的死亡率备受关注，美国国家癌症研究所开始着手进行“计划性食品企划”，针对能有效预防癌症的植物性食品做了分析。下页所示的是经过调查研究，具有防癌效果的食材依据重要程度排出来的“防癌食物金字塔”。金字塔越上层的食物，防癌效果越好。

话虽如此，但也不能只着重在金字塔上层的食物，每天均衡食用蔬果，才是饮食疗法的关键所在。

防癌食物金字塔

请积极摄取

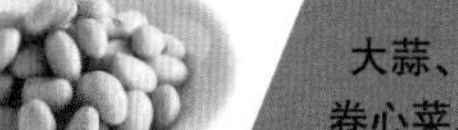

重要程度

大蒜、
卷心菜、
甘草、黄豆、生姜、
伞形科蔬菜
（胡萝卜、芹菜、
欧防风）

洋葱、茶、姜黄、全粒小麦、
亚麻籽、糙米、
柑橘类
（柳橙、柠檬、葡萄柚）、
茄科蔬菜
（西红柿、茄子、青椒）、
十字花科
（西蓝花、花椰菜、卷心菜芽）

低

哈密瓜、香芹、龙蒿、燕麦、薄荷、
牛至、小黄瓜、百里香、细香葱、
迷迭香、鼠尾草、马铃薯、大麦、莓类

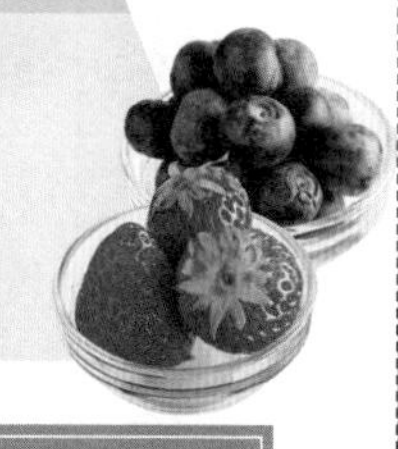

能增加白细胞数量的蔬菜

①大蒜　②紫苏叶　③生姜　④卷心菜

能分泌细胞激素*的蔬菜

①卷心菜　②茄子　③萝卜　④菠菜　⑤小黄瓜

能分泌细胞激素的水果

①香蕉　②西瓜　③菠萝　④葡萄

※以上可能具防癌功效的食品，源于美国国家癌症研究所发表的“防癌食品列表”。

*细胞激素：是一种天然存在的植物激素，是细胞生长和分化所必需的激素，能提升免疫力或促进细胞增殖、分化，进而达到防癌的作用。

1 白血病

防癌食材

胡萝卜

优点

科学研究表明，β-胡萝卜素对急性前骨髓性白血病有很好的治疗效果。

防癌食材

梅精

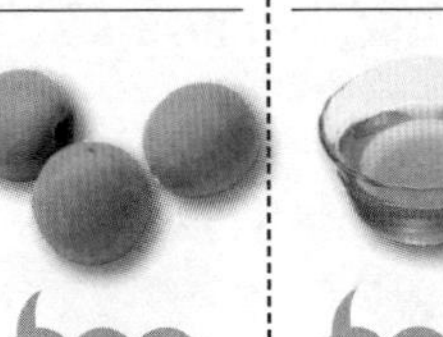

优点

从青梅中萃取出来的梅精，有助于抑制白血病细胞的生长。

防癌食材

蜂蜜

优点

蜂蜜中有很多可提升免疫力的氨基酸、维生素与无机盐。

防癌食材

马铃薯

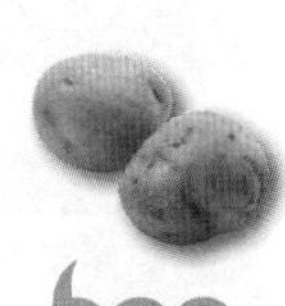

优点

日本熊本大学的实验表明，马铃薯汁有助于抑制白血病细胞的生长。

防癌食材

青汁

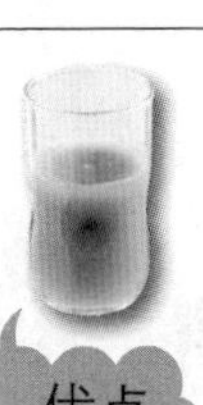

优点

富含抗氧化作用很强的维生素与无机盐。

2 胃癌

防癌食材

蔬果汁

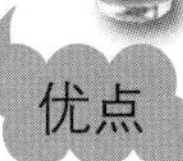

优点

新鲜的蔬果汁含有多种植化素，可以增强肠胃功能，促进代谢。

防癌食材

梅精

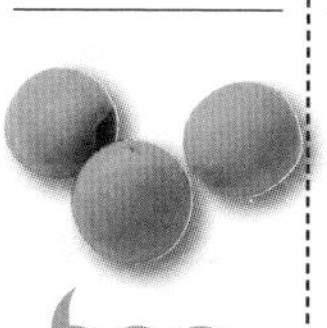

优点

梅精具有很强的杀菌作用，能够减少幽门螺旋杆菌。

防癌食材

绿茶

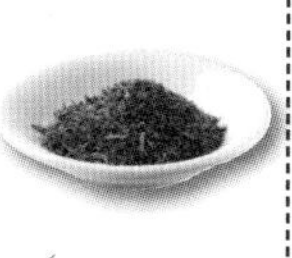

优点

绿茶含丰富的多酚，有很强的抗氧化作用，有助于抑制癌细胞蔓延。

防癌食材

酸奶

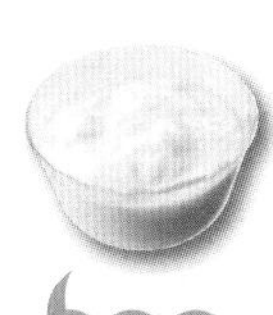

优点

酸奶中的乳酸菌能有效减少幽门螺旋杆菌。

禁止食材

高盐食品

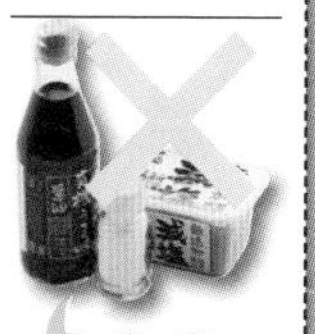

缺点

高盐食品易使胃黏膜受损，胃癌患者需要实行低盐饮食方式。

3 食管癌

防癌食材	防癌食材	禁止食材	禁止食材	禁止食材
鲑鱼	**南瓜**	**香烟**	**酒**	**盐分**
	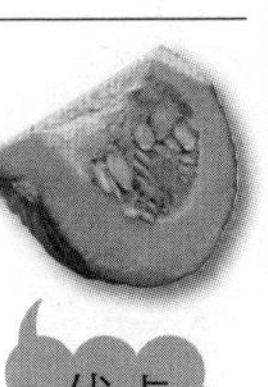	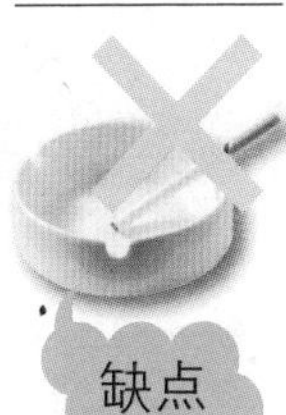		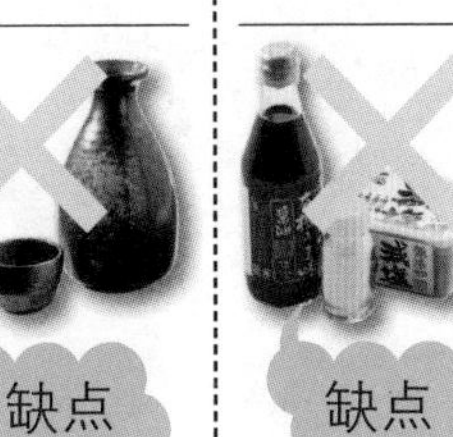
优点	优点	缺点	缺点	缺点
让鲑鱼呈现橘红色的虾青素，是一种极强的抗氧化剂，有助于抑制肿瘤生长。	南瓜表皮内侧含有许多β－胡萝卜素，有助于修复食管黏膜。	烟酒不忌的人罹患食管癌的概率比一般人高14倍！	酒精会破坏食管壁，是造成食管癌的主要原因之一。	过多的盐分会损伤黏膜，所以食管癌与胃癌患者必须尽量减少盐分的摄入量。

4 大肠癌

防癌食材

番薯

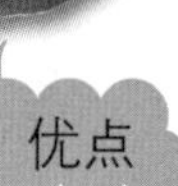

优点

番薯含有丰富的膳食纤维及果胶，可调整肠道环境，并有助于排出有害物质。

防癌食材

无糖酸奶

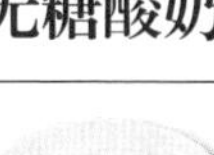

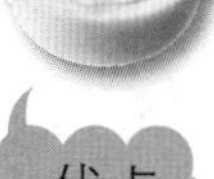

优点

有助于抑制辐射后人的淋巴细胞减少及提升免疫力。

防癌食材

无花果

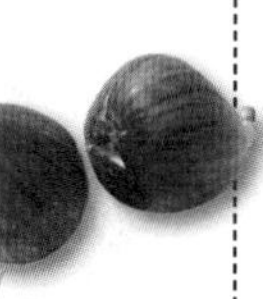

优点

具有促进排便及避免便秘造成的肠壁炎症的作用。

防癌食材

苹果

优点

苹果富含膳食纤维，多吃苹果有助于改善肠道内环境。

禁止食材

四足动物的肉

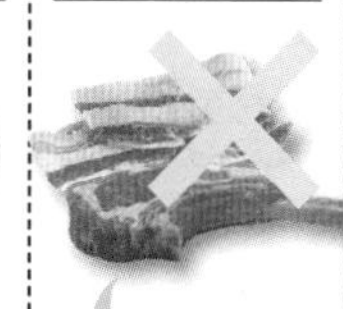

缺点

四足动物的肉属酸性食品，会使肠道菌群失衡，使有害菌增加，所以大肠癌患者应避免食用。

5 肝癌

防癌食材：贝类

优点

贝类中的牛磺酸可以促进血液循环，改善肝脏的代谢问题。

防癌食材：水果（尤其是柠檬）

优点

柠檬具有很强的抗氧化作用，多食用柠檬有助于防治肝癌。

防癌食材：木瓜

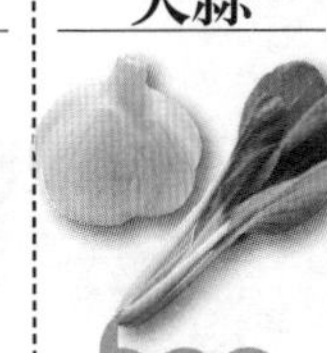

优点

木瓜中的异硫氰酸酯能够活化体内的解毒酶，从而减少体内的致癌物质。

防癌食材：小松菜、大蒜

优点

小松菜中的谷胱甘肽及大蒜中的大蒜素都具有抗氧化作用。

6 胰腺癌

防癌食材：白萝卜、柠檬

优点

白萝卜中的淀粉酶有助于胰腺正常运作；柠檬含有丰富的维生素C，能清除体内的自由基。

防癌食材

蜂蜜

优点

蜂蜜富含果糖及葡萄糖，可以为人体提供能量。

防癌食材

木瓜

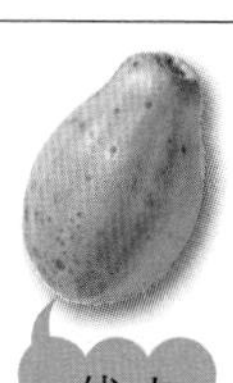

优点

木瓜含有丰富的木瓜蛋白酶，具有分解蛋白质、协助胰腺工作的作用。

禁止食材

四足动物的肉

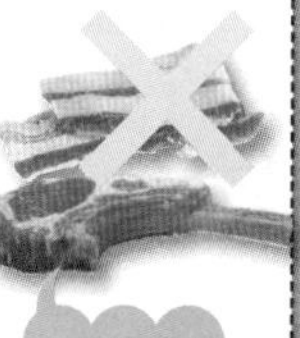

缺点

四足动物的肉容易在肠道内腐败（不完全消化的结果），这是导致癌症发生、恶化的原因之一。

7 肺癌

防癌食材

荞头

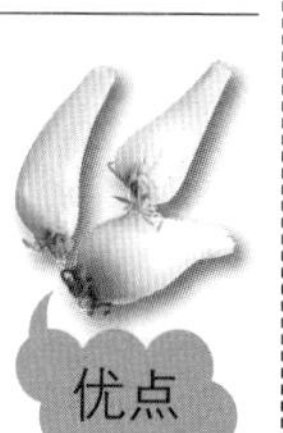

优点

日本明治药科大学的研究表明，多食用荞头有助于治疗肺癌。

禁止食材

香烟

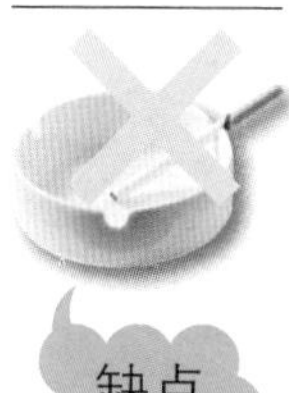

缺点

香烟中的尼古丁和焦油是重要的致癌因子，肺癌患者一定要严格禁烟。

8 乳腺癌

防癌食材

黄豆、豆制品

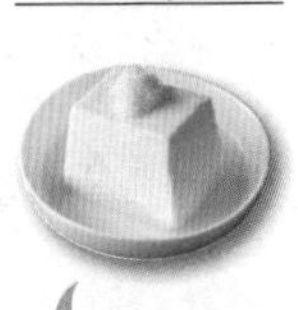

优点

黄豆中的大豆异黄酮因结构与雌激素相似，可抑制体内产生过多的雌激素。

防癌食材

西梅

优点

大量饮用西梅汁，可有效预防乳腺癌。

防癌食材

青汁

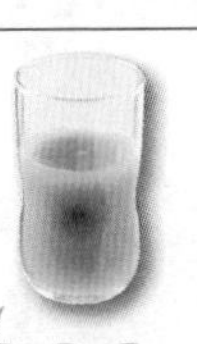

优点

研究表明，部分癌症患者饮用青汁半年之后，其病情获得改善。

禁止食材

乳制品

缺点

为了不影响体内激素的平衡，乳腺癌患者应尽量避食乳制品。

9 前列腺癌

防癌食材

黄豆、豆制品

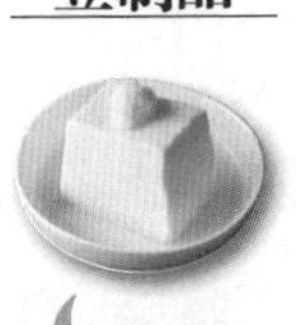

优点

黄豆中的大豆异黄酮能够抑制前列腺癌细胞的生长。

防癌食材

西红柿

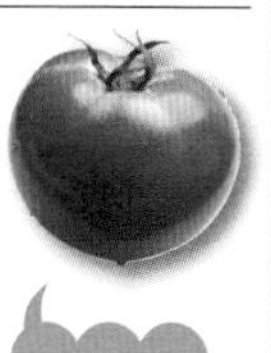

优点

西红柿中的属于类胡萝卜素的番茄红素有很强的抗氧化作用，有助于治疗前列腺癌。

10 卵巢癌

防癌食材

石榴

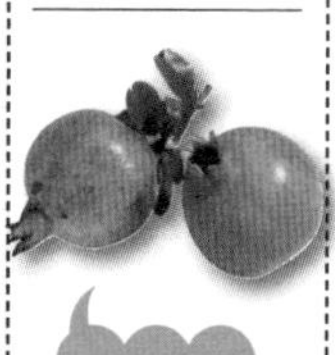

优点

石榴汁中的植物雌激素有助于调节体内的雌激素水平。

禁止食材

牛乳、乳制品

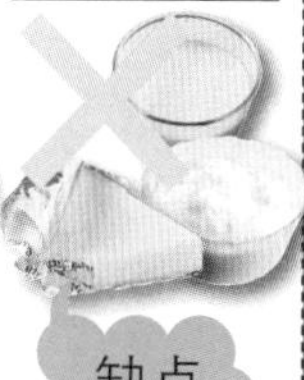

缺点

为了不影响体内激素的平衡状态，卵巢癌患者最好不要食用牛乳或乳制品。

11 恶性淋巴瘤

防癌食材

青汁

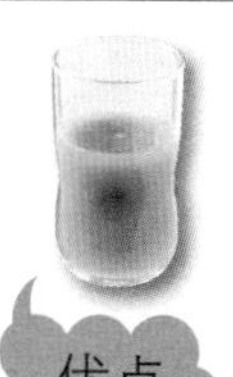

优点

含有丰富的维生素与无机盐。

防癌食材

柠檬

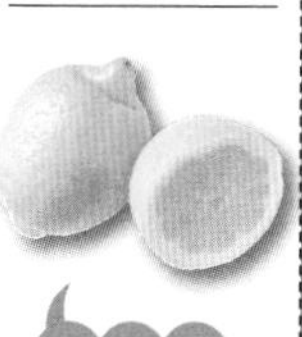

优点

促进柠檬酸循环，产生能量。

针对不同脏器的有效饮食&生活方式

汇整世界各地数量庞大的研究成果后得到如下珍贵报告，可以说它是防癌饮食疗法的重要指南。

	口腔、咽喉、喉头	鼻咽喉	食管	肺	胃	胰腺	胆囊
含膳食纤维的食物							
蔬菜	↓↓		↓↓		↓↓		
葱蒜类蔬菜（葱、洋葱、大蒜等）					↓↓		
大蒜（特定性）							
水果	↓↓		↓↓	↓↓	↓↓		
含有叶酸的食物						↓↓	
含有类胡萝卜素的食物							
含有硒的食物							
肉类							
加工肉制品							
高钙食品							
高盐食品					↑↑		
饮品、水中的砷				↑↑↑			
马黛茶			↑↑				
酒精饮料	↑↑↑		↑↑↑				
β－胡萝卜素				↑↑↑※			
运动							
全身肥胖			↑↑↑			↑↑↑	↑↑
腹部肥胖						↑↑	
成年后体重增加							
哺乳（母亲）							

※关于肺癌营养品的研究证实，依照济阳式饮食疗法所摄取的β－胡萝卜素不会导致肺癌罹患率升高。

↓↓↓ 确实降低风险　　↓↓ 可能降低风险

↑↑↑ 确实提升风险　　↑↑ 可能提升风险

	肝脏	大肠	乳房（停经前）	乳房（停经后）	卵巢	子宫体	前列腺	肾脏	皮肤
		↓↓							
		↓↓							
							↓↓		
							↓↓		
		↑↑↑							
		↑↑↑							
		↓↓					↑↑		
									↑↑
	↑↑	↑↑↑（男性） ↑↑（女性）	↑↑↑	↑↑↑					
		↓↓↓		↓↓		↓↓			
		↑↑↑	↓↓	↑↑↑		↑↑↑		↑↑↑	
		↑↑↑		↑↑		↑↑			
				↑↑					
			↓↓↓	↓↓↓					

本表由世界癌症研究基金会（WCRF）于2007年发表。本书也认同食用新鲜蔬果可以降低患癌风险。此外，食用红肉可能会增加大肠癌的发生率。

专栏

健康食品与防癌食品的差别

Q 健康食品与防癌食品有什么不同吗?

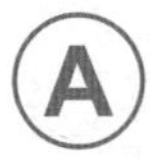

为了防癌，必须拥有能对抗现有不适症状的免疫力!

一般健康食品虽然有维持健康的效果，但不具防癌的作用。

济阳式饮食疗法中，最基本且重要的原则就是控制盐分，就算是有机或低盐的酱油、味噌，也请尽量不用。

此外，蔬果汁的抗氧化作用和营养会随着时间流失，所以济阳式饮食疗法强调必须饮用现榨的蔬果汁。为了治疗癌症，需要严格选择有防癌效果的食材，具体请参考第26～27页中的食材介绍。

改变日常饮食，就能抑制或杀死癌细胞

济阳式
8大饮食原则

完全实践指南

实践指南 1

每天摄入的盐分控制在2～3克，挑战几乎无盐的生活

实践 1 魩仔鱼要先去盐处理

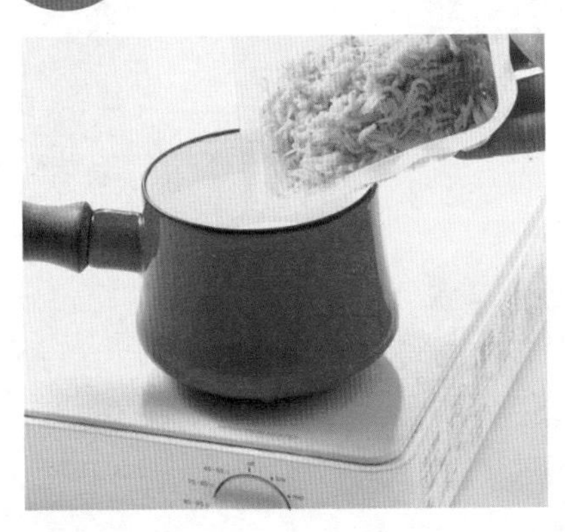

一般市面上常见的魩仔鱼都会额外添加盐分来保鲜，因此食用前请务必先用开水快速汆烫一下，以去除多余的盐分。如果能买到没有人为添加盐分的水煮魩仔鱼，那么不经汆烫，一天吃一小盘也没有问题。

实践 2 低盐酱油和醋搭配使用

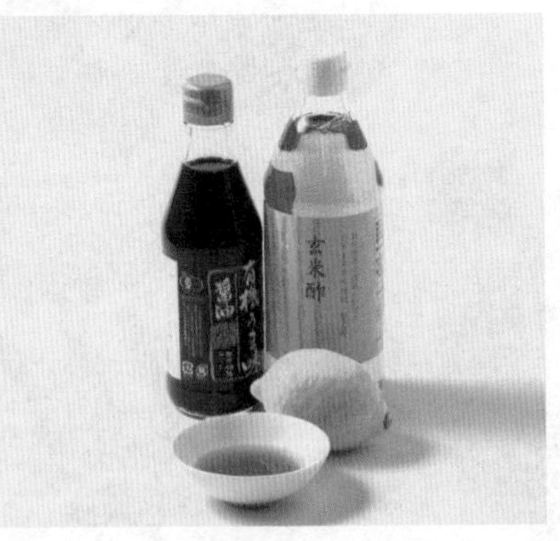

对于无法完全不使用酱油的人，可以用以1:1混合的低盐酱油与醋来调味，如此一来就可以降低盐分的摄入量。另外，也可以依照喜好挤入柠檬汁。

Point

一般的腌渍、红烧、酱卤料理都使用大量的酱油或调味料，为减少盐分的摄入量，用烘烤、蒸煮或清炖的做法来烹调食物。

实践 3 动手做无盐高汤

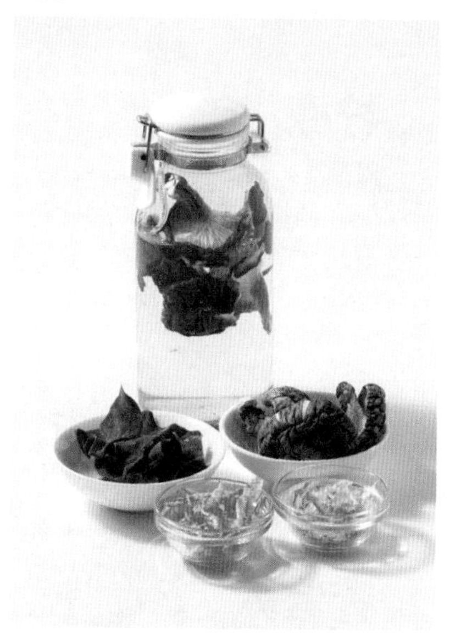

制作高汤的方法

利用有味道的高汤烹调各式料理，是低盐生活中不可或缺的技巧。不过，市售高汤都含有大量盐分，最好自己做无盐高汤！准备 1 升水，放入适量的昆布、干香菇，浸泡一晚，再加入柴鱼片或虾米熬制即可。这就是非常好用的“济阳式无盐高汤”。

Point

日本料理研究专家服部幸应老师所提倡的低盐调味料制作方法如下：酱油、酒各 300 毫升，水 200 毫升，干柴鱼 30 克，昆布 10 克，将所有食材放入锅中，煮沸后滤掉泡沫，转小火，煮至锅中剩 2/3 的水时熄火，冷却后将高汤过滤出来即可。

建议用来制作高汤的食材

- 昆布
- 干香菇
- 柴鱼片
- 虾米、小鱼干
- 海藻类

实践 4 使用每次只能倒出一点点的酱油容器

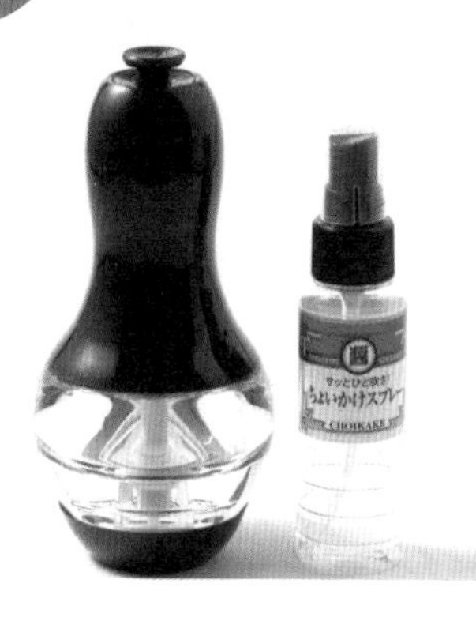

吃凉拌豆腐等需要酱油提味的料理时，可以在市售的酱油容器里倒入实践 2 中用酱油和醋调制成的低盐调味料。虽然它已经是低盐调味料，但还是要斟酌使用。使用每次只能按压出 0.1 毫升的酱油喷雾容器，可以避免酱油一不小心使用过量。

让生活低盐又不乏味的

防癌食材

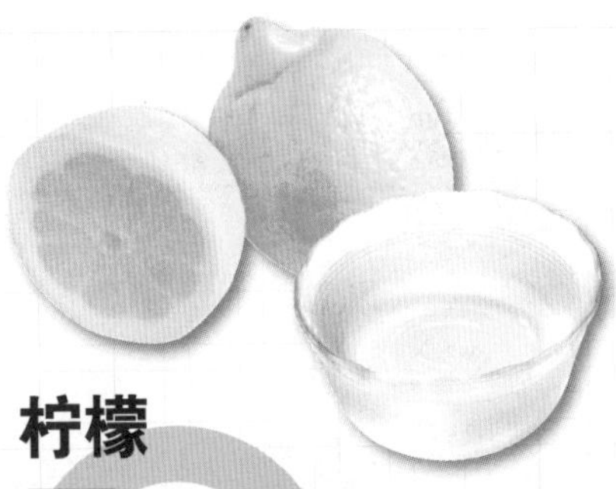

柠檬

好处 柠檬中丰富的维生素C具有很强的抗氧化作用，最好每天摄取2个柠檬。尽量选择有机产品，连同营养丰富的果皮一起食用是最好不过的！

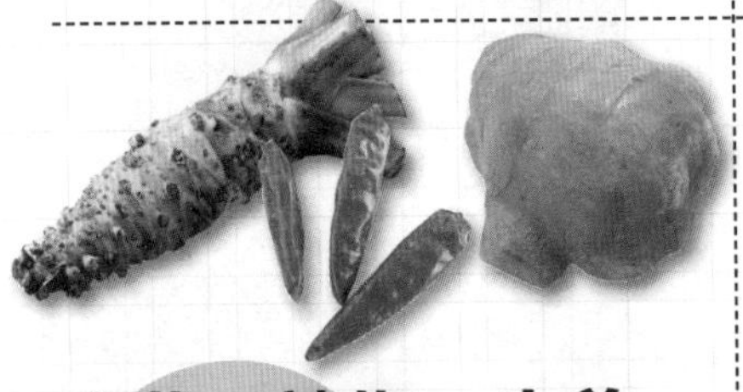

山葵、辣椒、生姜

好处 它们都具有非常浓烈的味道，很适合运用在料理中，不但可以丰富无盐料理的味道，还有杀菌及抑制癌细胞的作用。

青紫苏

好处 具有强抗氧化作用的青紫苏在生鱼片、寿司等日本料理中很常见。它不仅可以当作香辛料以增添香气，还能提升料理的醇厚度。

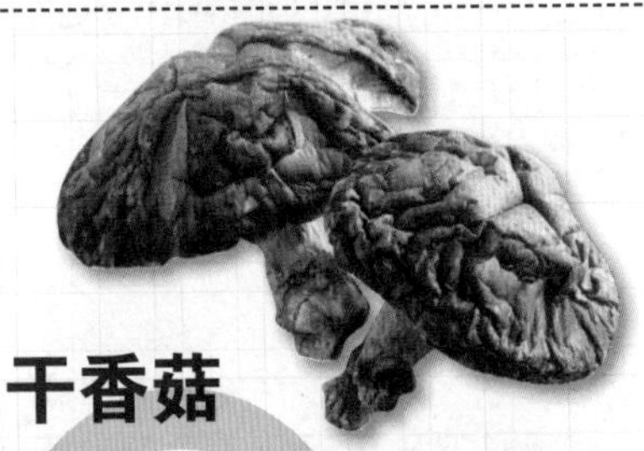

干香菇

好处 经过日晒的干香菇不仅含有丰富的维生素D及其他营养素，而且味道鲜美，可以用来熬煮高汤或加入其他料理中，可以说它是无盐生活的调味好帮手！

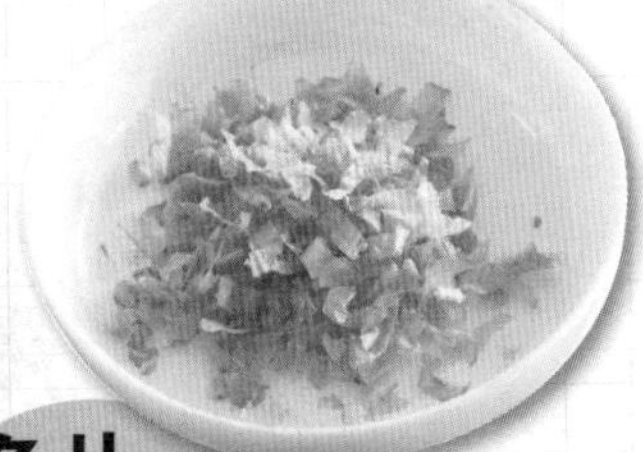

柴鱼片

好处 虽然柴鱼片含有些许盐分，但因摄取量不多（以撒在萝卜泥上的用量来说），不用担心盐分摄取过量的问题。

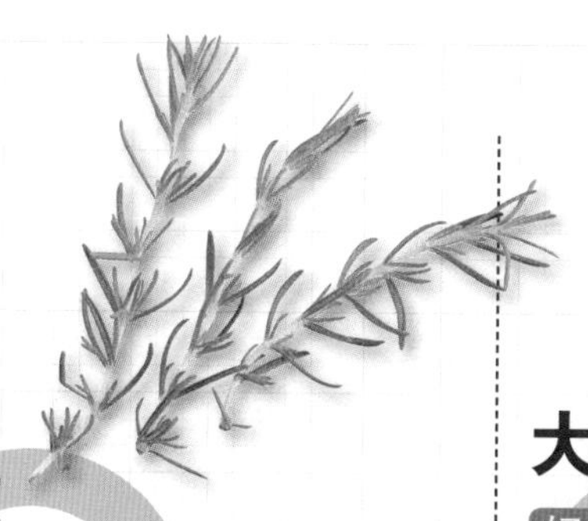

香草

好处 香草中的萜烯能有效抑制癌细胞，但是它一遇热就容易挥发，所以香草必须在短时间内烹饪完毕，这样才能保留营养。

大蒜

好处 让大蒜发出呛辣气味的大蒜素是一种能抑制癌细胞的成分。不过，它只有在接触空气后才开始活化，所以大蒜切开后最好放置10分钟左右。

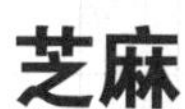

芝麻

好处 无论是黑芝麻还是白芝麻，都具有很好的抗氧化作用。值得注意的是，经过煸炒的芝麻有更强的抗氧化作用，若能将其表皮捣碎再食用，更有助于消化和吸收，而且香气更盛！

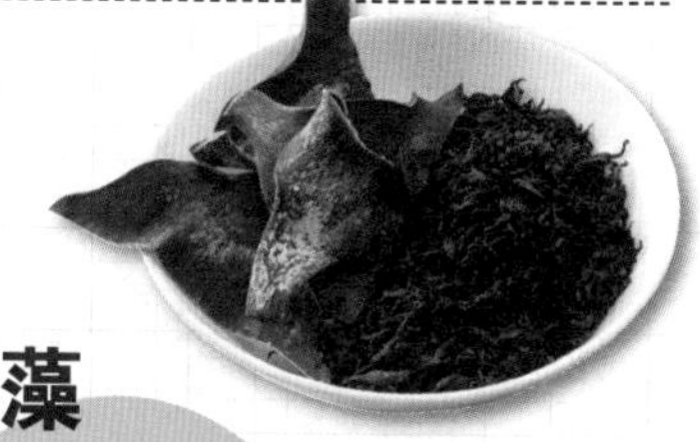

海藻

好处 海藻含有丰富的褐藻素，可以有效抑制癌细胞的增殖，增强免疫力。就算是煮完高汤后的昆布也不要随意丢弃，当作配菜一起食用吧！

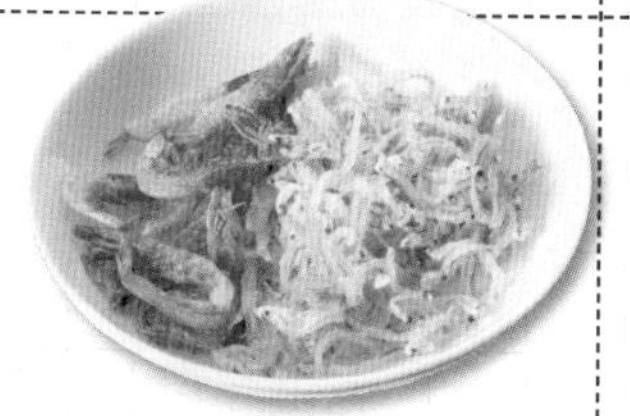

虾米、小鱼干

好处 连骨一起食用的小鱼干、小虾，含有丰富的钙质，最好每天都摄取一些。摄取时需要掌握两大重点：少量，加了盐的产品必须先去盐。

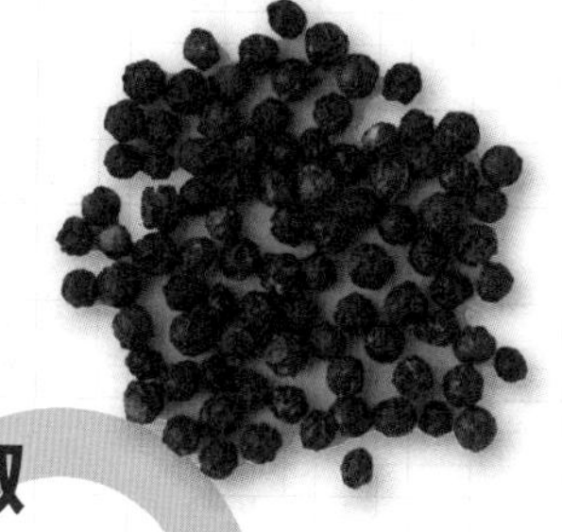

胡椒

好处 黑胡椒里的胡椒碱是其辛辣味道的来源，具有杀菌的作用，可以有效促进维生素C的吸收，增强抗氧化效果。

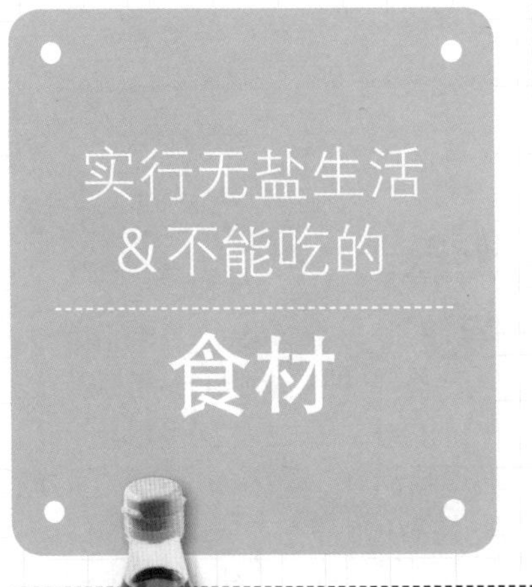

实行无盐生活&不能吃的 食材

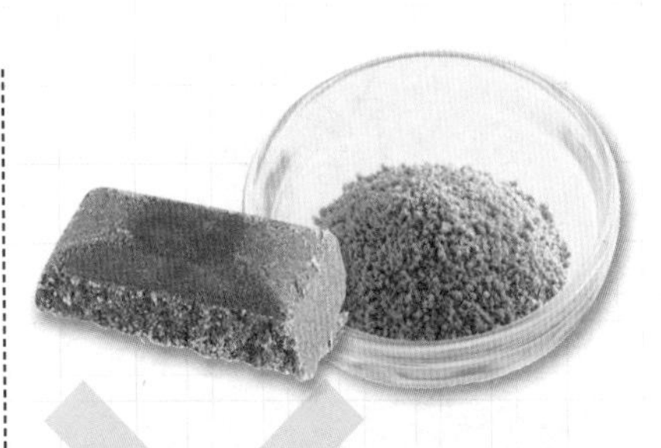

浓汤块、高汤粉

注意 浓缩高汤块含有动物性脂肪，应避免食用。大多高汤粉含有较多的盐分或其他成分。

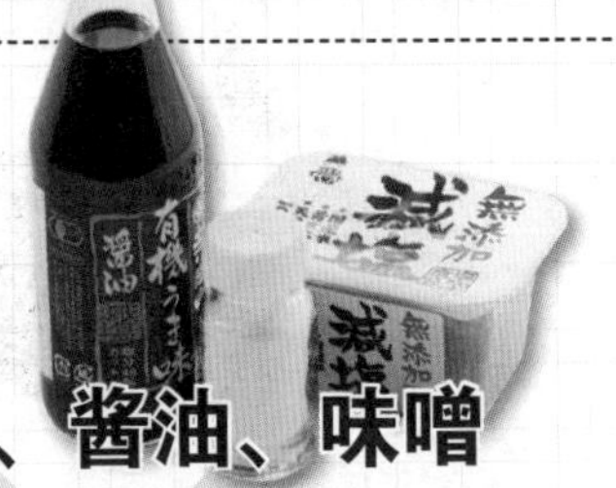

盐、酱油、味噌

注意 济阳式饮食疗法的重点是减少盐分的摄入量。如果不使用这些调味料就觉得饭菜没有味道的人，必须将使用量控制在最小限度内。（请参考第24页）

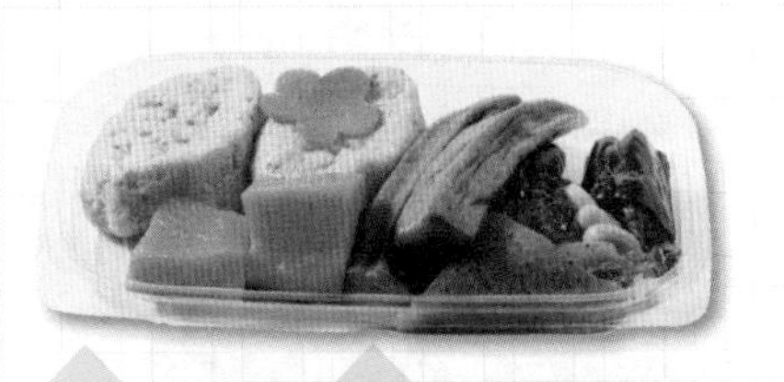

市售的各式小菜

注意 它们虽然看起来美味可口，但大多含有较多的盐分或其他成分，应尽量避免食用。

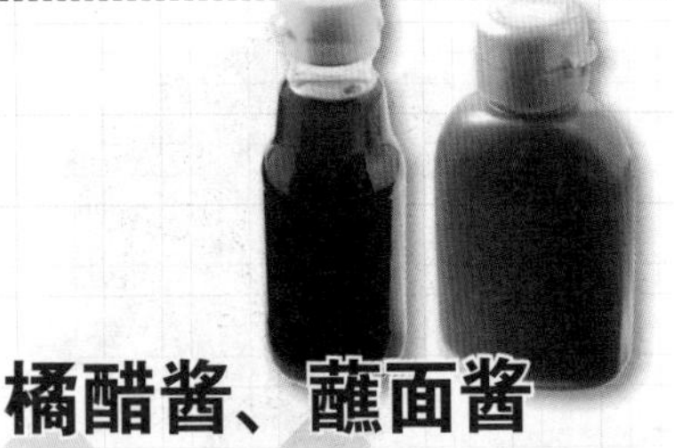

橘醋酱、蘸面酱

注意 市售的橘醋酱（用柑橘类果汁调制成的和风调味料）或蘸面酱都含有很多盐分及其他成分。最好使用自己制作的高汤，再用醋或低盐酱油调味。

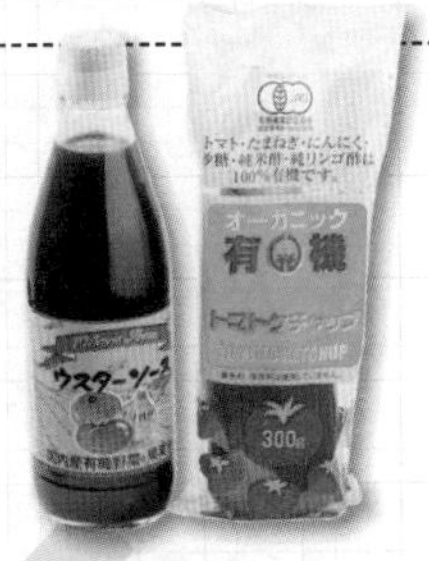

番茄酱、酱料

注意 即使是宣称有机的产品，也含有很多盐分。如果真的要使用，一天最好控制在1小匙以内。

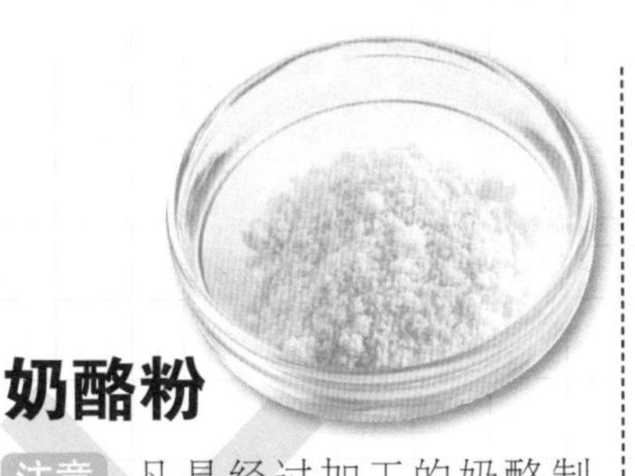

奶酪粉

注意 凡是经过加工的奶酪制品，都不适合正在实行济阳式饮食疗法的人食用。但如果是盐分和脂肪含量较低的天然奶酪，一天吃2小片是可以的。

市售沙拉酱

注意 市售沙拉酱含有可适量摄取的Ω－6系列多不饱和脂肪酸，但因盐分含量太高还是应该避免食用。

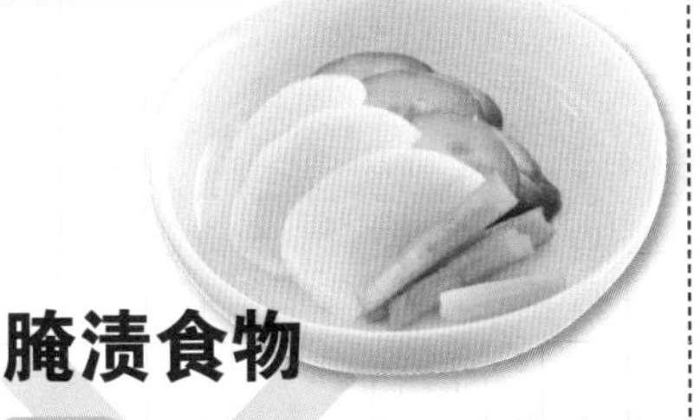

腌渍食物

注意 不管是用米糠制作的腌菜，还是腌渍时间很短的酸菜、酱菜，就算其原料是无农药的蔬菜，盐分含量还是很高的，因此基本上这类食物都要避免食用。

日式佃煮、拌饭料

注意 日式佃煮中的昆布、黑豆、菇类、蒟蒻、栗子等食材本身并没有问题，但因为炖煮或腌渍过程中加了很多盐、酱油及糖，要尽量避免食用。拌饭、拌面用的香松类食品也是如此，尽量避免食用。

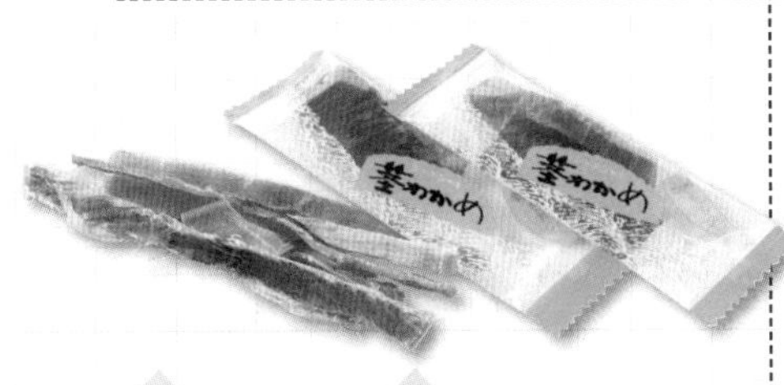

下酒菜

注意 昆布、海藻或乌贼等食材虽然很好，但为了迎合大众的口味，在加工过程中添加了很多盐分，同样不宜食用。

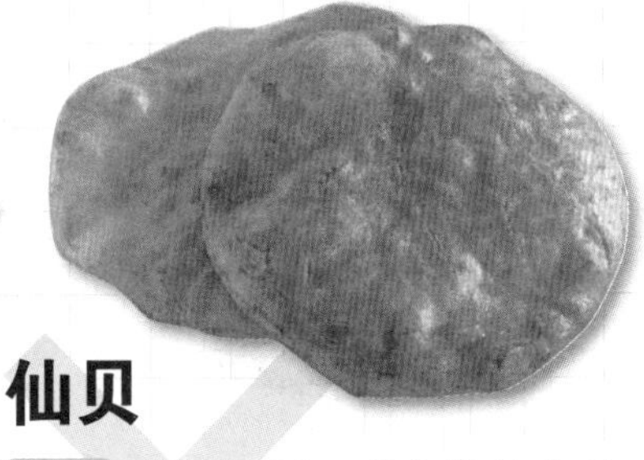

仙贝

注意 就算是用五谷杂粮等有益健康的食材做成的仙贝、米果，其盐分含量也很高，故这些食物在济阳式饮食疗法中一律禁止！

实践指南 2

不吃四足动物，选择鸡肉或白肉鱼

实践 1 用鸡肉或白肉鱼替代四足动物的肉

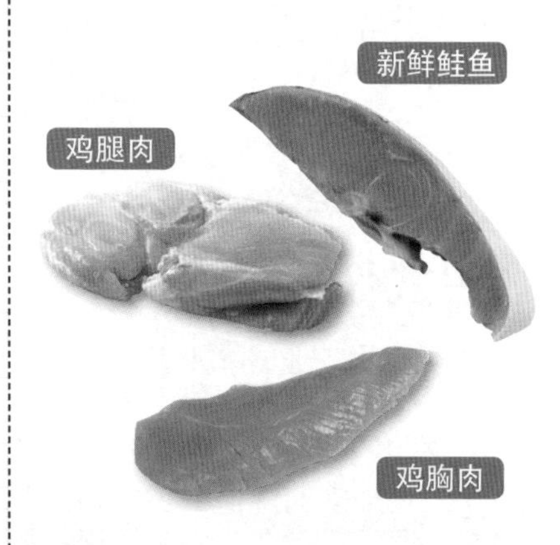

鸡胸肉一天可以摄取约 80 克，一周吃三次。不要选择养殖的肉鸡，应尽量挑选散养鸡。

鲑鱼、鳕鱼等白肉鱼，一天可以吃 1 片。但是，抹过盐或腌渍的鱼肉则是不好的食物，不能吃！至于鱼皮，因为含有维生素及其他丰富的营养素，最好同鱼肉一起吃。

Point

鲑鱼本身是一种白肉鱼，但由于含有虾青素，鲑鱼肉呈现橘红色。

实践 2 动物性蛋白质要和萝卜泥一起摄取

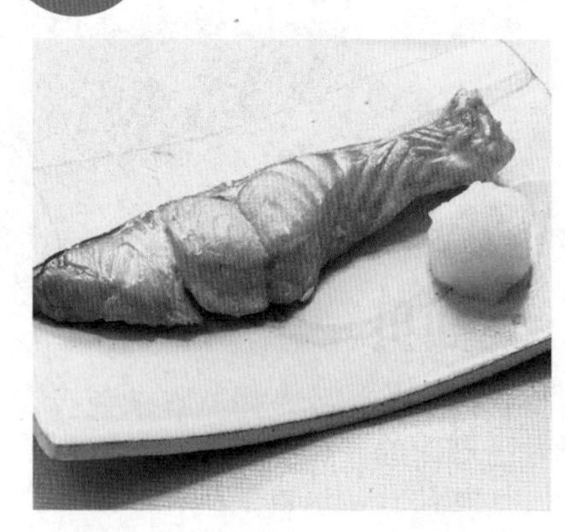

白萝卜中的解脂酶是一种可以分解脂肪并将它转化成能量的物质，虽然我们的身体也会分泌这种物质，但若能通过食物获取，就可以减轻脏器的负担。

食用动物性蛋白质的同时摄取现磨的萝卜泥，可以帮助消化。此外，白萝卜含有能够预防癌症的异硫氰酸酯，可有效抑制癌细胞。

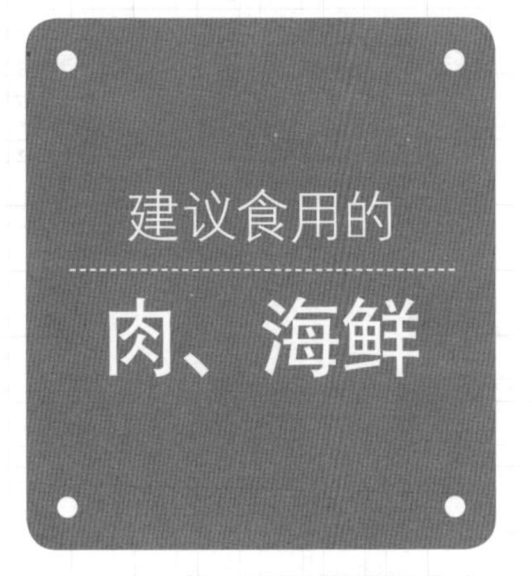

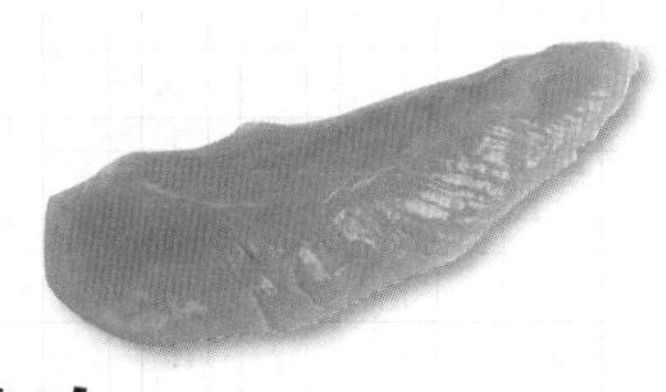

鸡胸肉

建议食用量 鸡胸肉因脂肪含量低，胆固醇含量也不高，是优质的动物性蛋白质。其理想的摄取量是每周吃三次（分三天吃），每次吃80克。

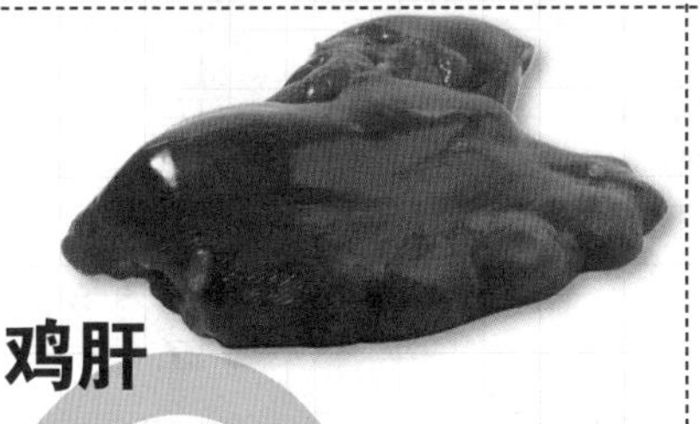

鸡肝

建议食用量 鸡肝除了含有丰富的蛋白质外，也含有丰富的抗氧化物质——维生素A。鸡的各部位一天可各吃一串，但总量以5串为限。

鸡软骨

建议食用量 鸡胸部位的鸡软骨经常被用来做成烤鸡串，其摄取量以1串为宜。但鸡软骨加工过程中不能用盐调味，可用胡椒、柠檬汁来增加风味。

鲑鱼

好处 鲑鱼富含能够让血液顺畅流通的二十碳五烯酸（EPA），以及有助于活化大脑的二十二碳六烯酸（DHA）。此外，鲑鱼肉中的天然虾青素具有很强的抗氧化作用，能清除自由基、保护细胞。

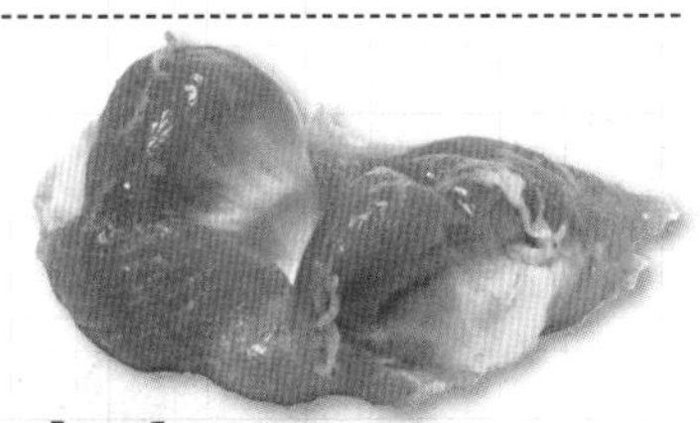

鸡内脏

建议食用量 鸡胗、鸡心等鸡内脏，同样以摄取1串的分量为限。此外，用炖、卤的方式制作的鸡内脏成品因盐分含量很高，要避免食用。

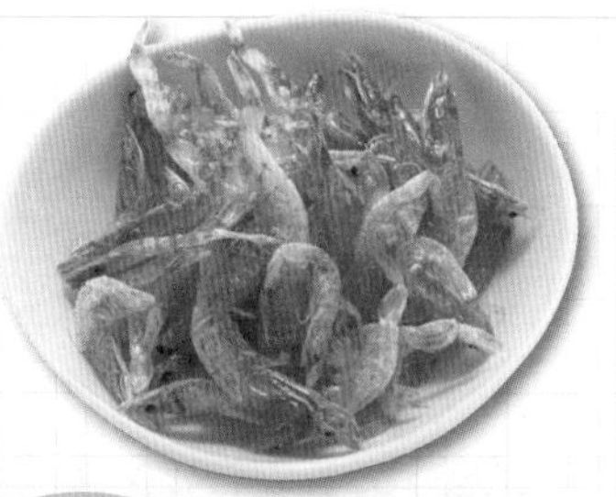

虾

好处 原本青绿色的虾煮熟后呈橙红色，这跟它体内的色素——虾青素有关。与同样具有抗氧化作用的胡萝卜素相比，虾青素的抗氧化作用更强，更能有效抑制致癌的自由基。

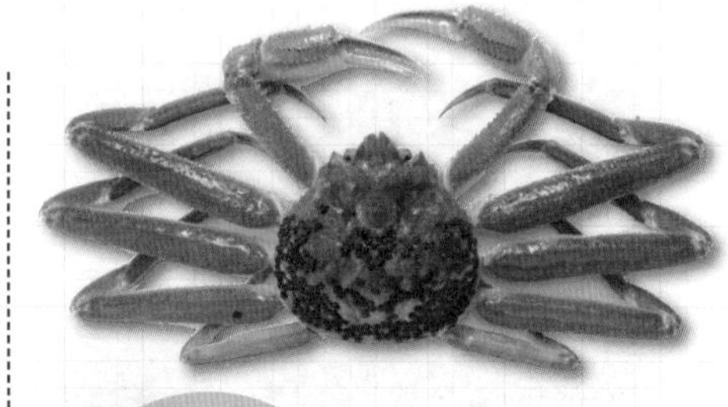

螃蟹

好处 螃蟹是低脂肪高蛋白质食物，而且还含有丰富的B族维生素，可以促进代谢、消除疲劳、活化肝功能。

乌贼

好处 乌贼中的牛磺酸是一种氨基酸，有助于降低血液中的胆固醇及血压。牛磺酸虽然可以通过人体自身合成，但绝大多数还是从食物中摄取的。贝类等海鲜，尤其是乌贼中的牛磺酸含量是鱼肉的2～3倍。同时，乌贼也是低脂肪高蛋白质食物。

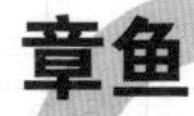

章鱼

好处 章鱼是低热量食材，富含优质蛋白质及牛磺酸、锌、钾、铁等物质。而且章鱼经过汆烫后其无机盐含量会再增加。

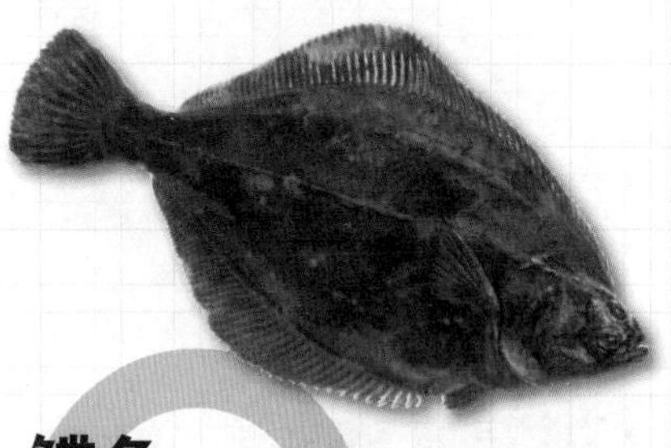

鲽鱼

好处 鲽鱼含有丰富的维生素B_1、维生素B_2，能够有效加快代谢，属于低脂肪高蛋白质食物。

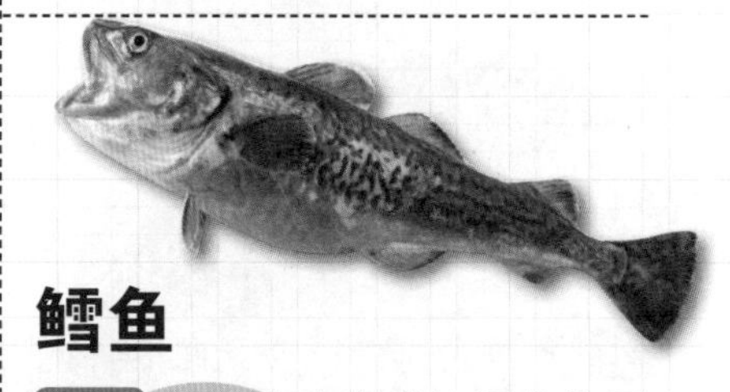

鳕鱼

好处 鳕鱼含有很多抗氧化作用比较强的维生素A、维生素E及能够预防胆固醇水平过高与稳定血压的牛磺酸。在采购鳕鱼时要注意，别买到脂肪含量高、不易消化，却与鳕鱼长得很相似的油鱼。

竹筴鱼、青花鱼、沙丁鱼、秋刀鱼

好处 这类鱼背部呈青色，故属于青背鱼。它们因为生活在非常寒冷的冰冻水域，含有丰富的EPA和DHA，有助于降低胆固醇，预防血压，还能促进血液循环、减轻炎症反应。

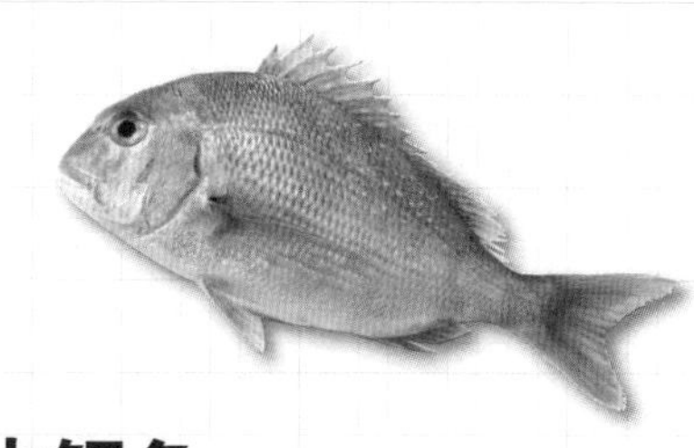

日本鲷鱼

好处 鲷鱼富含高蛋白质，也含有丰富的钙质，以及能帮助钙质吸收的维生素D，这些营养成分可以强健骨骼。此外，鲷鱼还含有丰富的EPA及DHA。

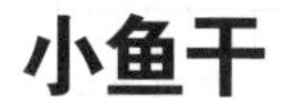

小鱼干

好处 各式各样的小鱼干不仅富含钙质与维生素D，而且还能用来增加食物的风味，但是食用时必须选择无盐或低盐的产品。尤其是市售的小鱼干零食，大部分都有盐分过多的问题，选购时应特别注意！

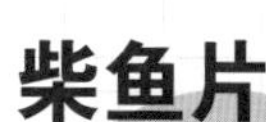

柴鱼片

好处 柴鱼片不仅味道鲜美，含有丰富的氨基酸，还可以促进血液循环。不过，即使它是非常好的食材，也要尽可能选择低盐的产品及正确的烹调方式。

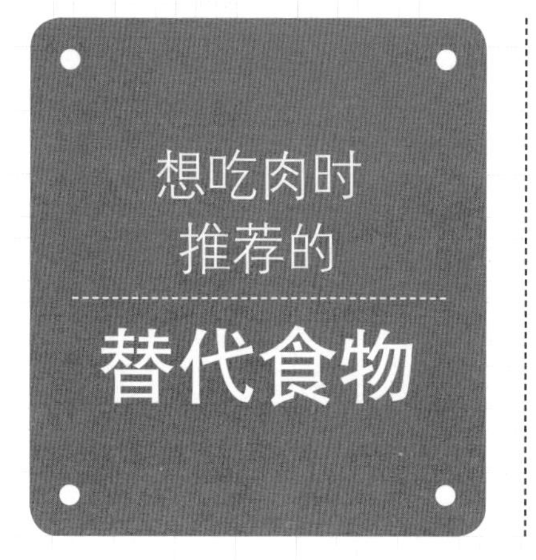

想吃肉时推荐的替代食物

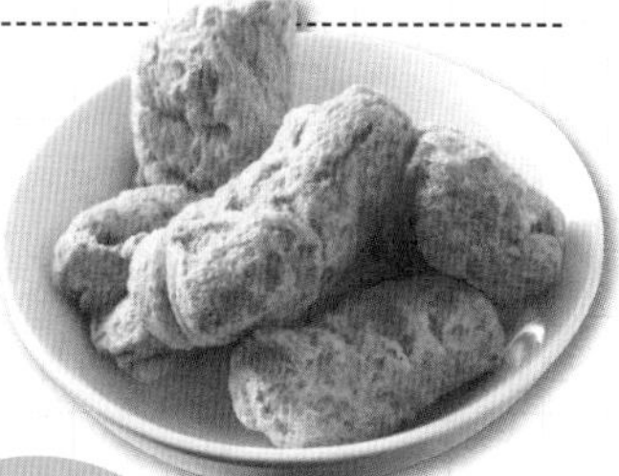

大豆制品

好处 建议用大豆制品来取代肉类。大豆制品含有优质的蛋白质和特殊的皂苷成分，具有很强的抗氧化作用。

要避免食用的

四足动物和海鲜

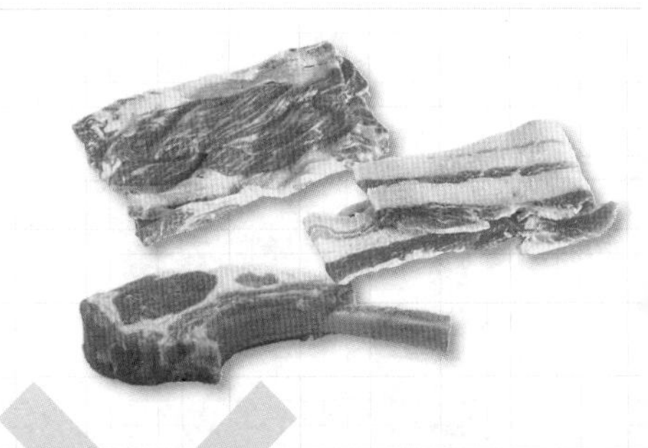

猪肉、牛肉、羊肉

注意 癌症患者不宜食用四足动物的肉，因为这类食物易使肠道菌群失衡，有害菌增加。

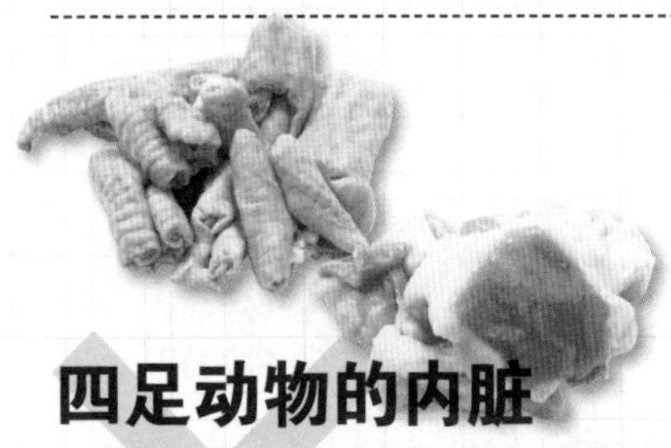

四足动物的内脏

注意 四足动物的内脏含有很多低密度胆固醇（LDL），所以对于癌症患者来说，一定要避免食用！

火腿、香肠

注意 这类食品不但含有四足动物的蛋白质与脂肪，而且为了利于保存及好吃的口感，加工过程中会添加很多盐分，所以应尽量避免食用。就算是以鱼肉做成的香肠，盐含量一样很高，所以也是不好的食品。

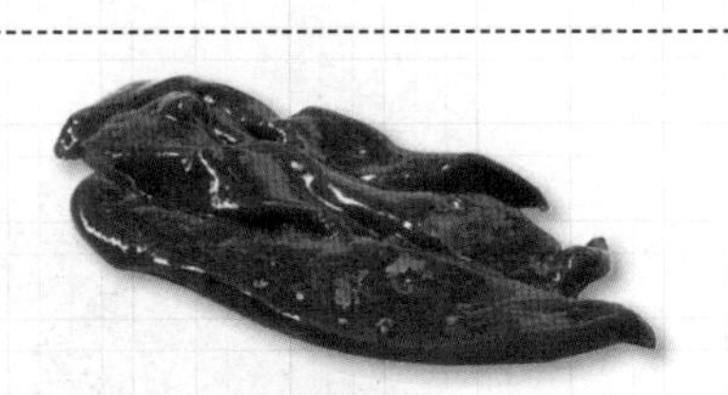

猪肝、牛肝

注意 和每个月只吃一次肉的人相比，每天吃肉的人罹患癌症的概率高2.5倍！在济阳式饮食疗法中，四足动物的任一部位都禁止食用。

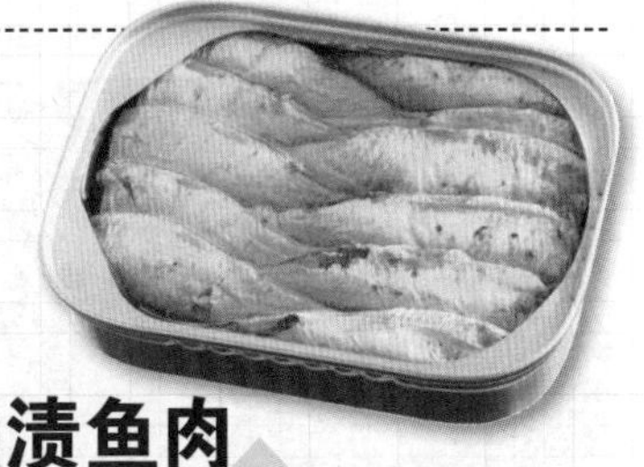

油渍鱼肉

注意 除了盐含量高外，这类食品使用的油也来历不明。即便是水煮的青花鱼罐头，也会额外添加盐分。因此，这类食品都应禁止食用。

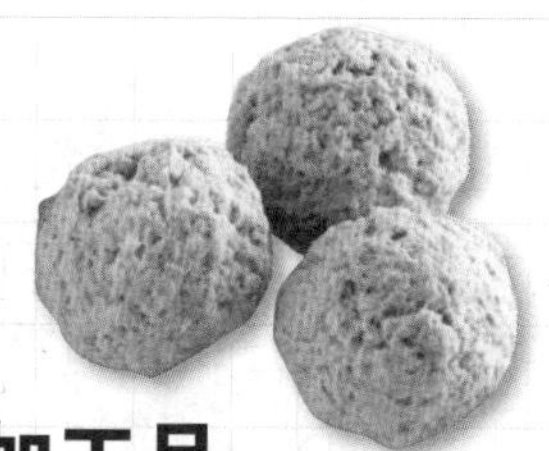

鸡肉加工品

注意 丸子、肉排等市售加工品，即使成分写得很详细，仍难以追踪原料的产地及来源。所以，想吃鸡肉丸、鸡块、鸡柳等食物时，最好购买原料自己做，以免吃到过多的添加剂。

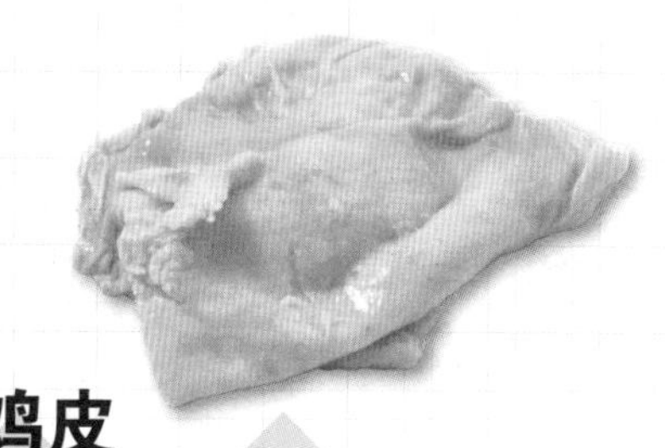

鸡皮

注意 鸡皮不仅含有很多脂肪，而且含有较多的低密度胆固醇，长期食用容易导致心血管疾病。因此，食用鸡肉时，务必要先去皮，肉上多余的黄色脂肪也要去除。

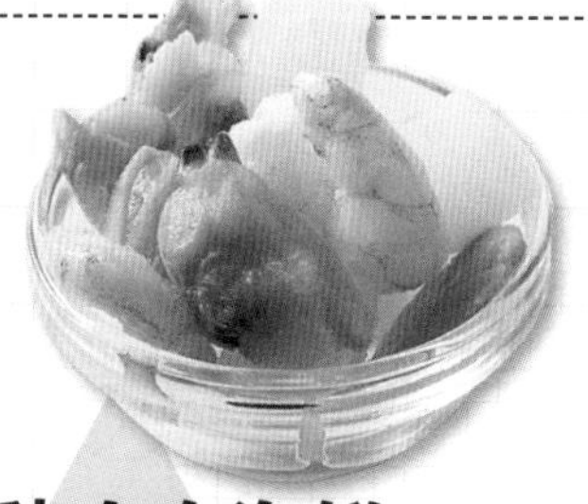

各种冷冻海鲜

注意 冷冻海鲜食品不仅有产地不明的问题，而且鲜度不易辨认，故应尽量避免食用。

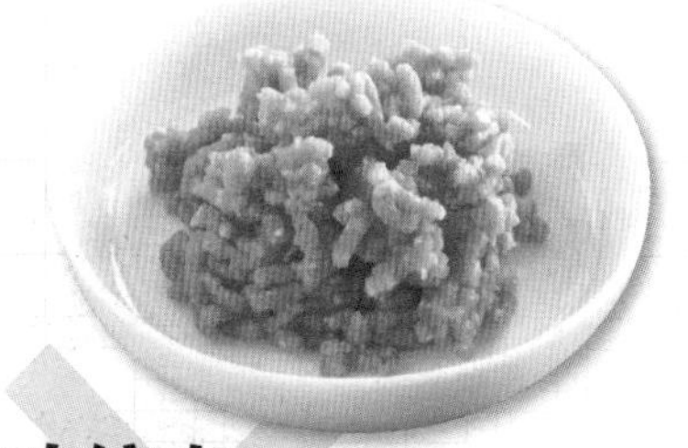

鸡绞肉

注意 大多市售鸡绞肉中混合了很多脂肪，所以选择自己制作的绞肉会比较安全。

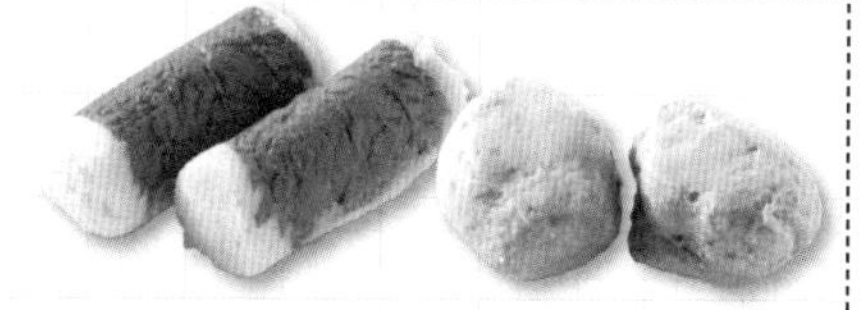

鱼类加工品

注意 各式各样的鱼丸、鱼卷、鱼羹、关东煮，因含有添加剂与盐分，基本上都不建议食用。即使是标榜不含添加剂的产品，在揉制过程中还是会加入盐，所以也不建议食用。

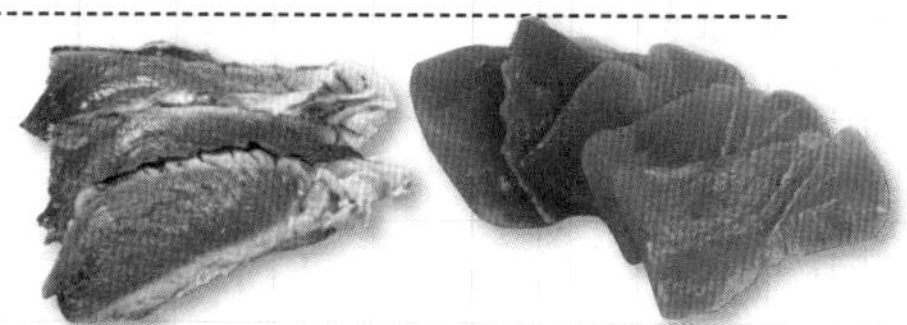

黑鲔鱼、鲣鱼等红肉鱼

注意 与白肉鱼相比，红肉鱼因含有容易氧化的肌红素，易变质，故不适合癌症患者食用。此外，癌症患者也要避免食用竹筴鱼或沙丁鱼的血合肉（又称黑肉，与红肉相连的部位）。

实践指南 3

大量摄取无农药的新鲜蔬果

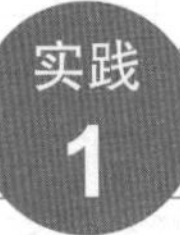

选用国产无农药蔬果

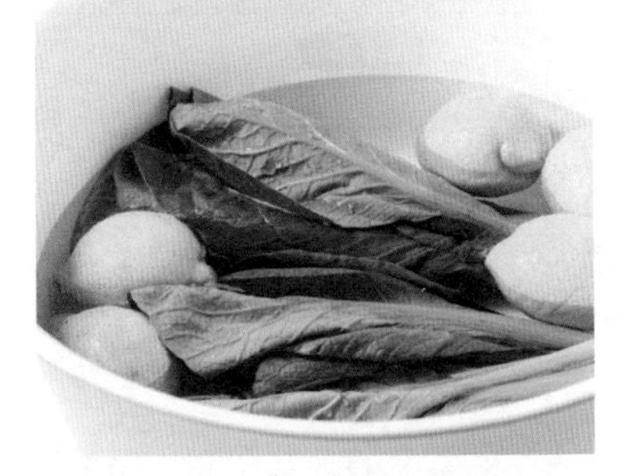

如果可能的话，最好选用国产的无农药有机蔬果。如果不得已需使用低农药蔬果时，可以先将它们放在水中浸泡一晚，以去除蔬果中的大部分农药。此外，应尽量避免食用进口的蔬果。

实践 2

小心农药残留！叶菜类请先剥去外叶

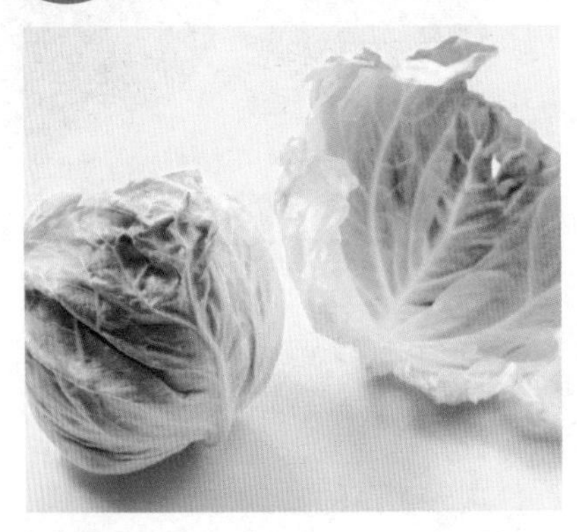

如果没有时间将卷心菜或白菜等叶菜类加以仔细浸泡，或不确定有无农药残留时，可以将外叶剥除，只取里面部分食用。若是小黄瓜或茄子等，必须仔细清洗后再食用。

要点 1

使用榨汁机，不要使用料理机

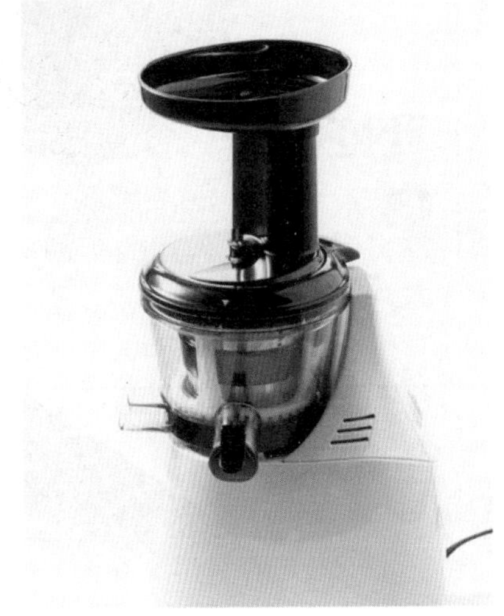

现榨蔬果汁时最好使用榨汁机，因为用搅拌式的料理机打出的蔬果汁容易因接触空气而氧化，再加上残留大量的食物纤维，一般人难以大量摄取。建议使用低速回转式榨汁机，这样可以让人有效地摄取未氧化的营养蔬果汁。

另外，榨好的蔬果汁必须尽快饮用，应在 30 分钟内喝完。

要点 2

冷藏的蔬果需要先回温

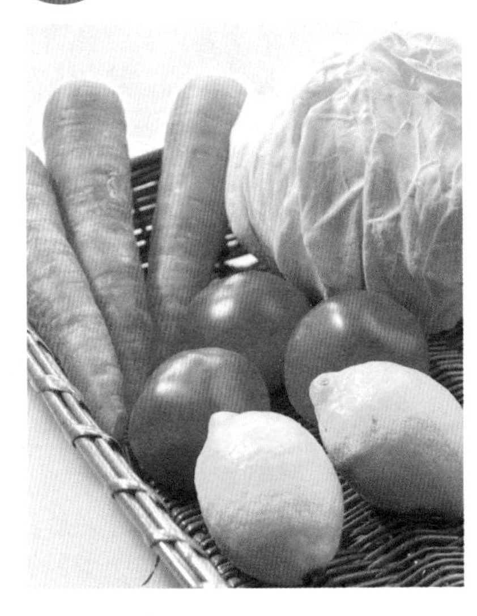

癌细胞喜好低温环境，不耐热。为了不让身体变得寒冷，榨汁前必须先将冷藏过的蔬果放至常温。由于蔬果汁含有丰富的钾，肾功能较差的人喝蔬果汁前请先询问医师。

至于比较难榨成蔬果汁饮用的生姜、根茎类、葱及菇类，则从料理中摄取。

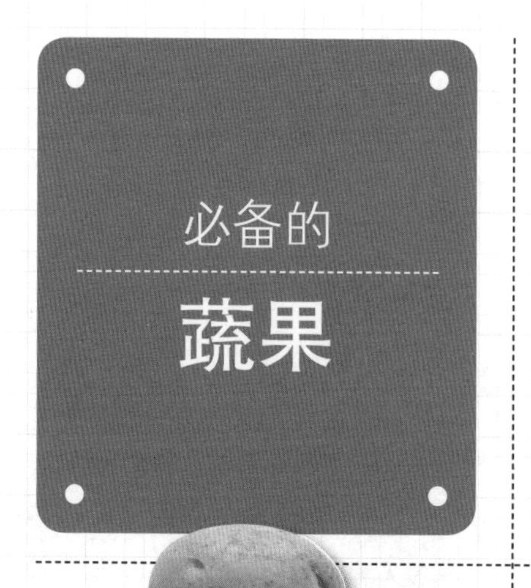

必备的 蔬果

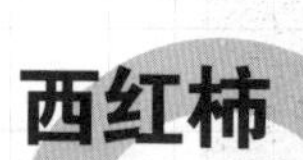

西红柿

好处 西红柿红色的表皮里含有许多具抗氧化作用的类胡萝卜素，所以西红柿尽可能连皮一起食用。

马铃薯

注意 为了摄取有助于排出体内多余盐分、降低血压的钾，马铃薯最好使用炖煮的烹饪方法，这样才能够连汤汁一同食用。不过，肾功能异常、饮食须限钾的人，不适合这样吃。

胡萝卜

好处 胡萝卜含有能抑制自由基的胡萝卜素，建议将它添加在每天喝的蔬果汁里，这是济阳式饮食疗法的基本要点，由此可见胡萝卜在对抗疾病中的重要性。

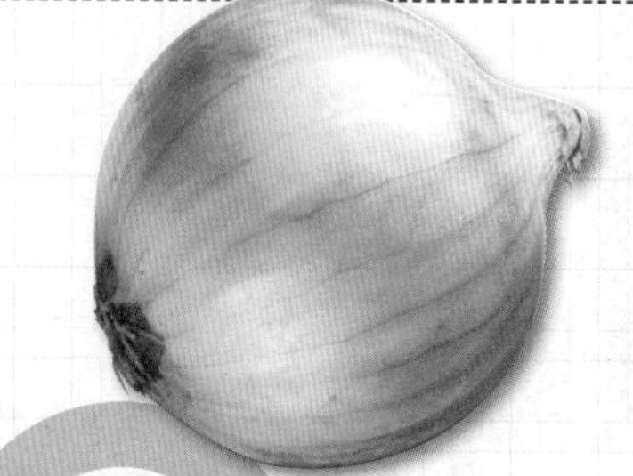

洋葱、青葱

好处 洋葱、青葱含有能够有效防癌的大蒜素，因这种物质遇热易失去作用，故洋葱、青葱宜生食。

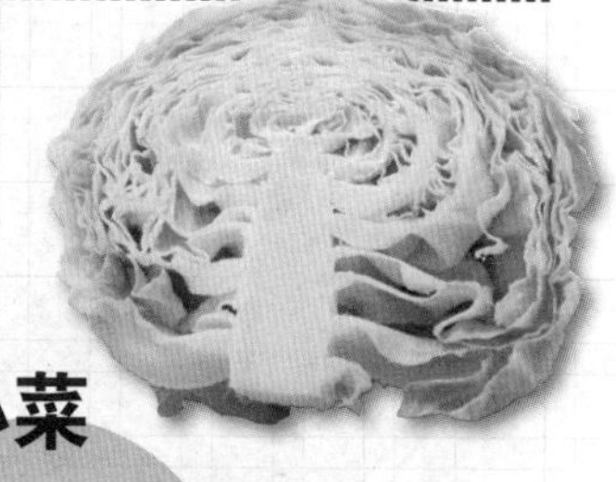

卷心菜

好处 卷心菜因含有丰富的植化素，位于防癌食物金字塔顶层！生鲜食用，才能留住许多珍贵营养素。特别是卷心菜芽中的维生素C含量相当可观！

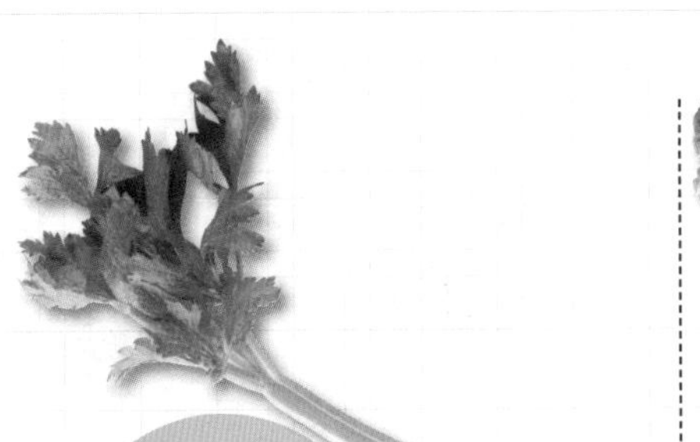

芹菜

好处 芹菜含有胡萝卜素、维生素C、无机盐等营养素。

白萝卜

好处 白萝卜含有淀粉酶、氧化酶等，有益于调整肠道、促进消化。生萝卜泥因酶含量高，易被身体消化和吸收。食用前现磨成泥，搭配其他食材一起食用。

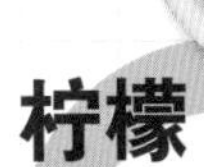

柠檬

建议食用量 济阳式饮食疗法的另一个重点是每天必须借由蔬果汁来摄取抗氧化作用强的柠檬，一天最少摄取2个柠檬。

香蕉

好处 香蕉含有丰富的膳食纤维，能促进肠道蠕动，有助于排出肠道内的有害物质及提升免疫力。但香蕉中的糖分较高，需要控制血糖的糖尿病患者，在食用香蕉时要特别注意，别吃过量。

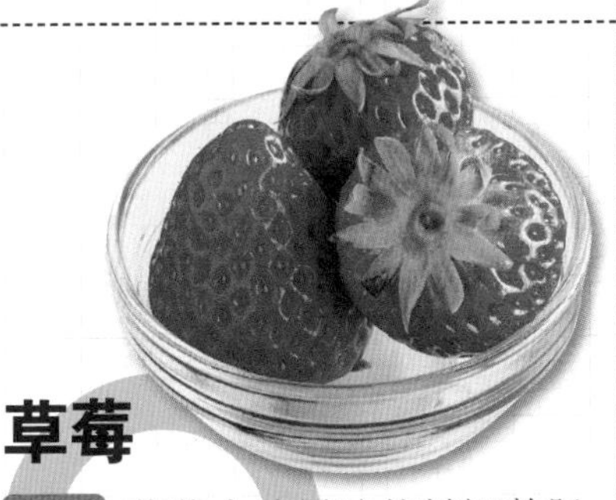

草莓

好处 草莓中的果胶能够调整肠道环境，提高免疫力。草莓不宜长时间浸泡，食用前用水冲洗干净即可。

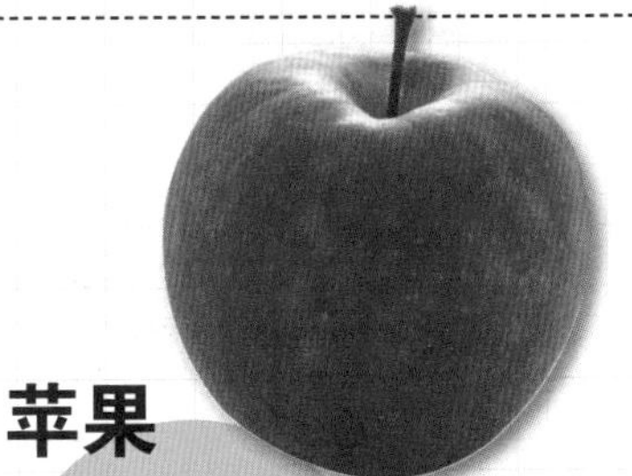

苹果

好处 要特别注意的是苹果皮，其中含有很多槲皮素及花青素等多酚类，它们具有很强的抗氧化作用。苹果仔细清洗后连皮一起食用是最好的摄取方式。

治疗癌症时不能吃的

蔬果

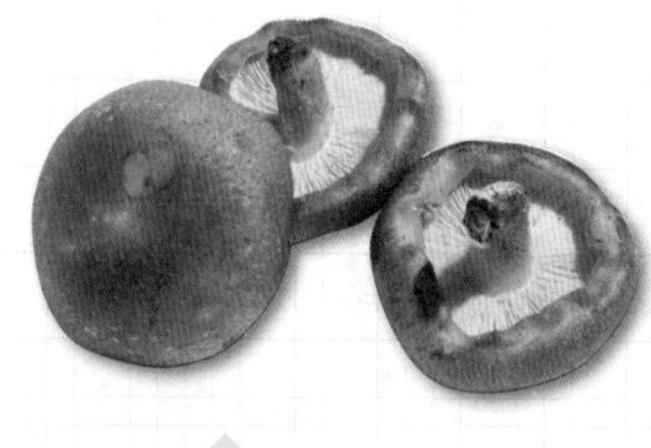

进口蔬菜

注意 不建议食用，因为无法确认其农药残留量；从产地收割后经长途运输，到真正食用间隔太长，鲜度不佳，蔬菜营养大打折扣。

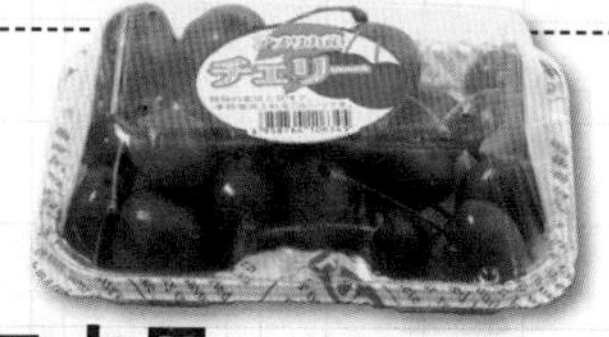

进口水果

注意 进口水果由于长途运输，通常都会添加防腐剂以利于保存。此外，为了让柠檬、葡萄柚这些水果看起来更亮丽、卖相佳，其表皮上会打一层蜡。这些都不利于人体健康。

切好的蔬菜

注意 为了让生活忙碌的消费者更省心、方便，市面上有很多已经分切、包装好的各式蔬菜。但为了延长保鲜期限或保有卖相，这些蔬菜中通常都会添加亚氯酸盐，降低了蔬菜的营养价值。

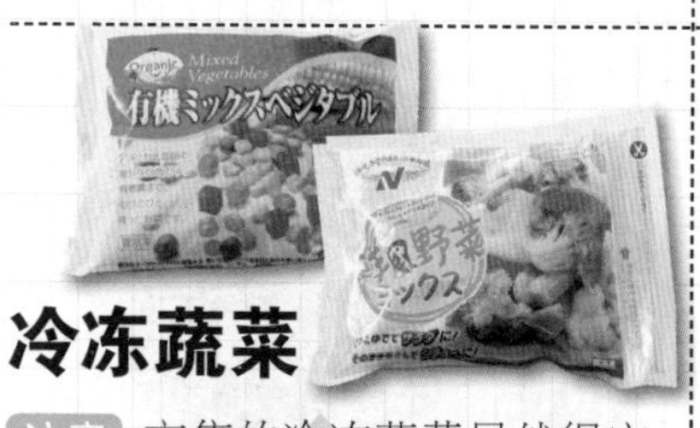

冷冻蔬菜

注意 市售的冷冻蔬菜虽然很实用，但可能有农药残留的问题，而且无法像新鲜蔬菜一样可用水浸泡以去除农药。即使是宣称有机、无农药栽培的产品，其营养方面也不够完美。

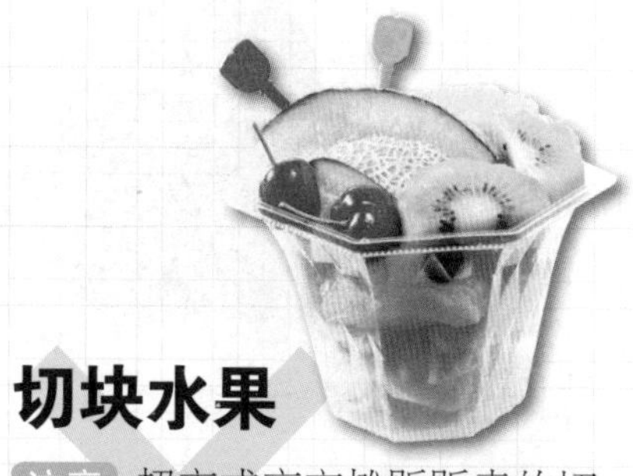

切块水果

注意 超市或夜市摊贩贩卖的切块水果，尽管非常便利，但可能都有添加防腐剂的问题，应该避免食用。

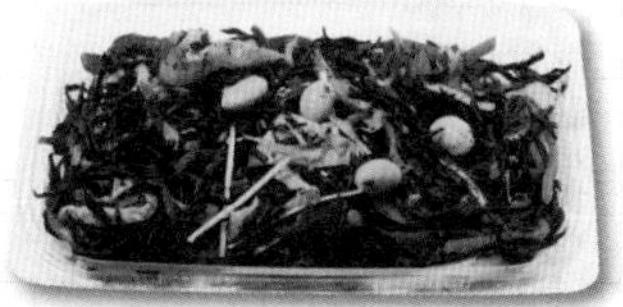

方便小菜

注意 可以直接食用的方便小菜都已经调过味，但其制作过程及使用的材料都无法令人安心。即便是济阳式饮食疗法推荐的羊栖菜、黄豆及胡萝卜等蔬菜，在做成小菜时也会进行调味，所以方便小菜一律禁止食用！

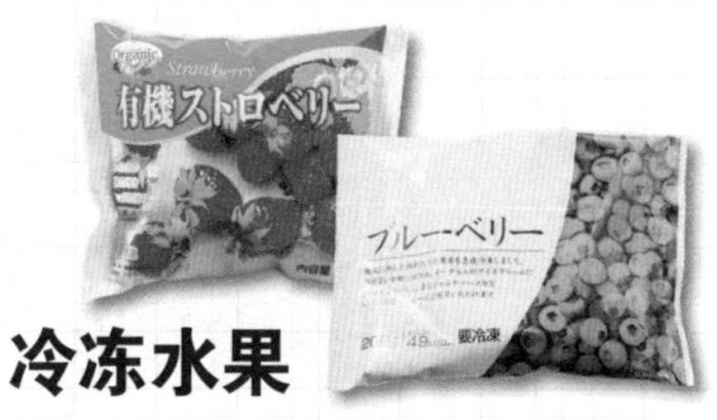

冷冻水果

注意 水果中本来含量很丰富的植化素会因为冷冻而出现变质等问题，加上冷冻水果的鲜度难以确认，故冷冻水果不建议食用！就算是有机产品，也不应列在选购清单里。

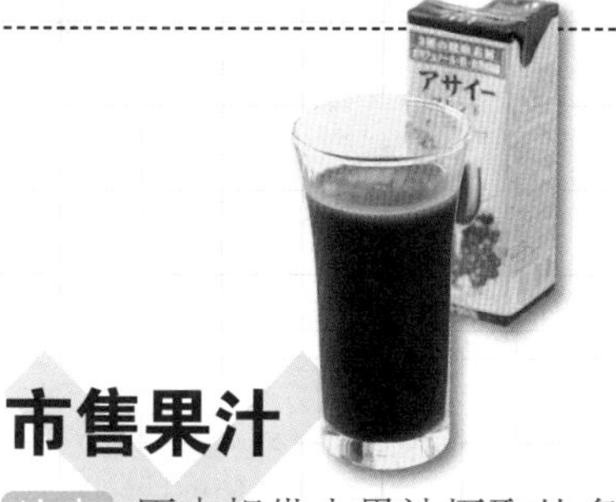

市售果汁

注意 原本想借由果汁摄取的多酚、维生素C等营养素会随着时间延长而流失，故最好选择饮用现榨的果汁。

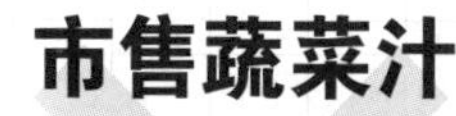

市售蔬菜汁

注意 不管标榜其中含有多少营养素或原汁，蔬果汁的营养都会随着时间延长而流失。在治疗癌症的过程中，最好能从新鲜的蔬果里摄取大量的植化素。

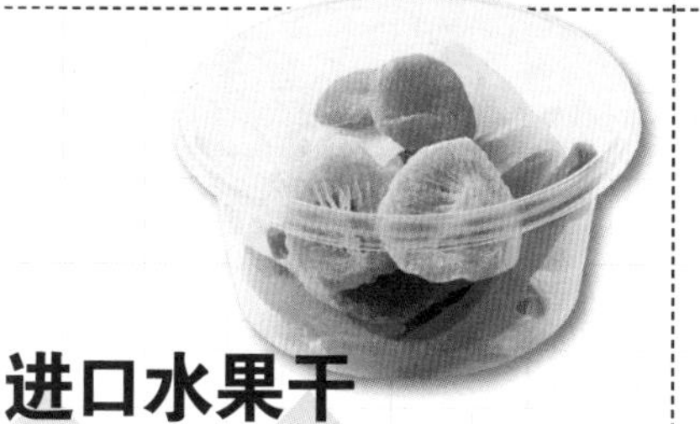

进口水果干

注意 水果干原料本身的新鲜度不明，无法确认其农药残留量，再加上水果干外层多半会粘着不少砂糖，所以进口水果干也应避免食用。

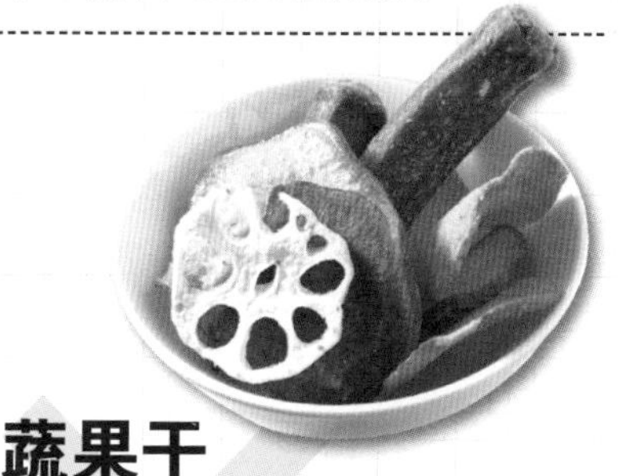

蔬果干

注意 经过干燥脱水的蔬果干，一来产地不明、有农药残留的可能，二来制作过程中大多添加了盐分，故不适合食用。

实践指南 4

多吃含有胚芽的

谷物与豆类

有效防癌的

主食、豆类

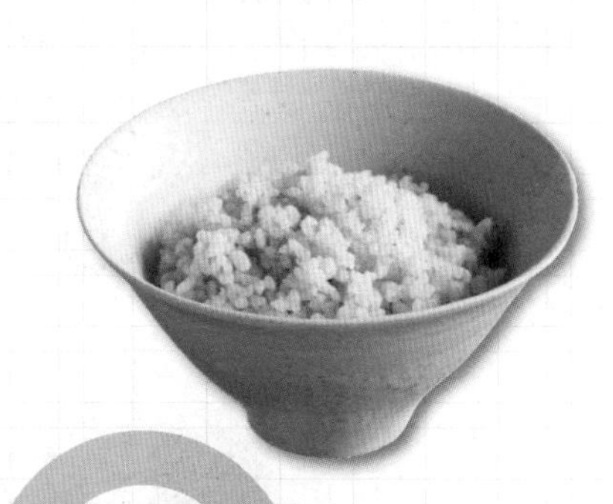

糙米

好处 保留了米糠层的糙米外皮含有植酸，能够有效抑制癌细胞的增殖。

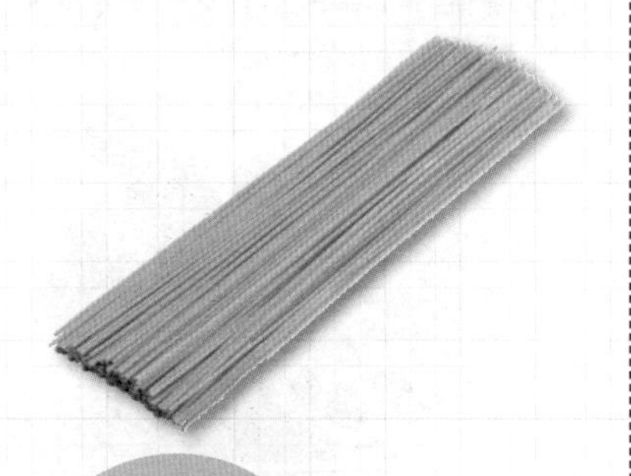

荞麦面

好处 荞麦面含有丰富的多酚，具有很强的抗氧化作用，能够有效遏制并预防癌细胞生长。

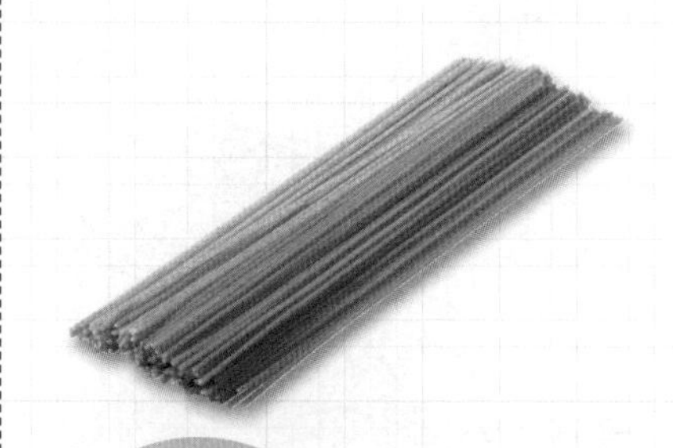

全麦意大利面

好处 想吃意大利面时，选择全麦品种，这样就能摄取到完整的谷物营养。

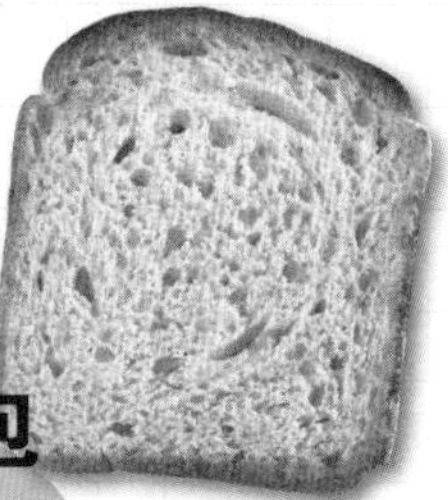

全麦面包

好处 未经去除胚芽或外皮（小麦外壳）的小麦制成的全麦面粉及相关制品，除了含有抗氧化作用的维生素E之外，还含有能抑制癌细胞的硒。

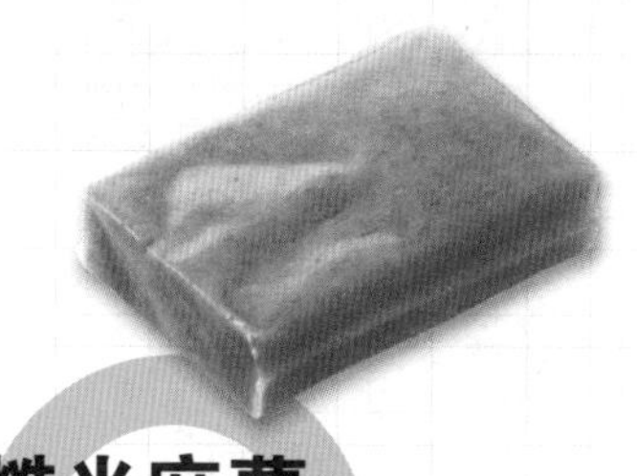

糙米麻薯

好处 因为糙米麻薯以糙米为原料，所以含有大量胚芽。糙米麻薯蘸黄豆粉或蜂蜜很好吃！

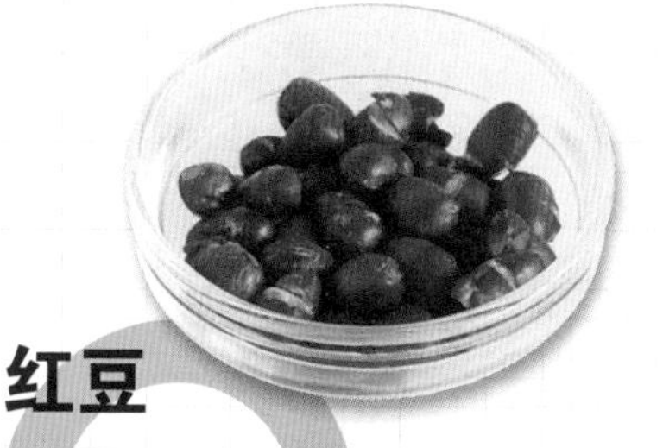

红豆

好处 如果将红豆做成红豆汤或红豆汤圆，红豆里的水溶性维生素B_1就会减少，建议将红豆做成红豆饭或红豆稀饭来食用。

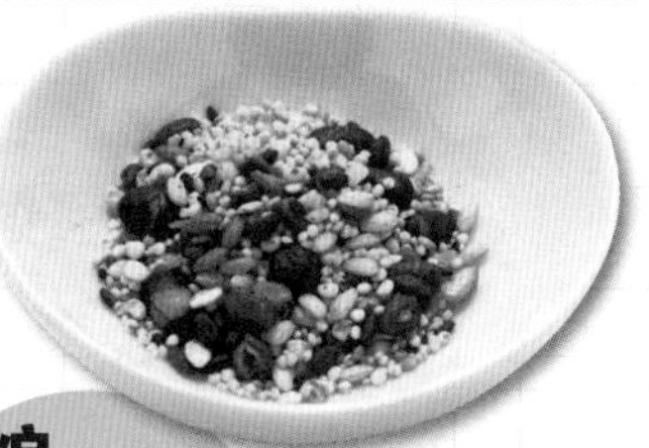

杂粮

好处 紫米、红米、薏仁、小米等五谷杂粮不仅含有丰富的维生素及无机盐，还含有具有抗氧化作用的多种天然色素。

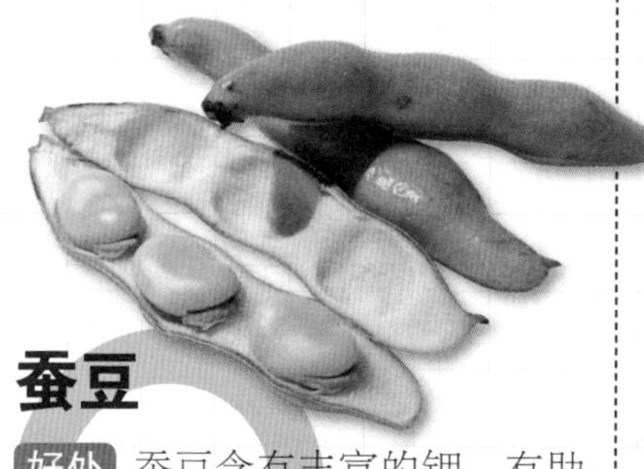

蚕豆

好处 蚕豆含有丰富的钾，有助于排出体内多余的盐分。蚕豆除了水煮之外，也可以做成慕斯或酱料。

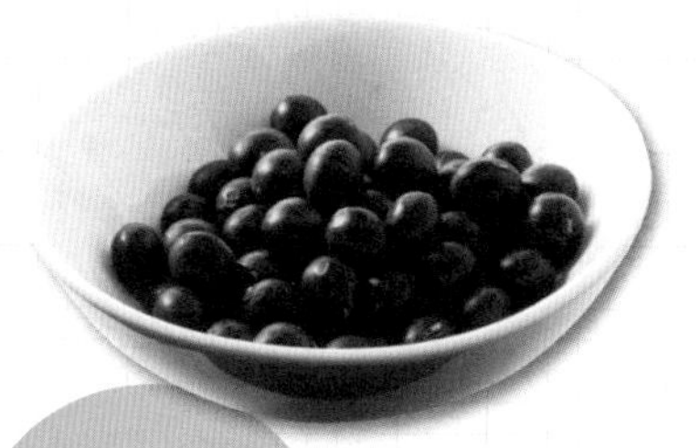

黑豆

好处 黑豆外皮中的多酚是抗氧化成分之一，能够抑制体内过氧化物的生成，防癌抗老。

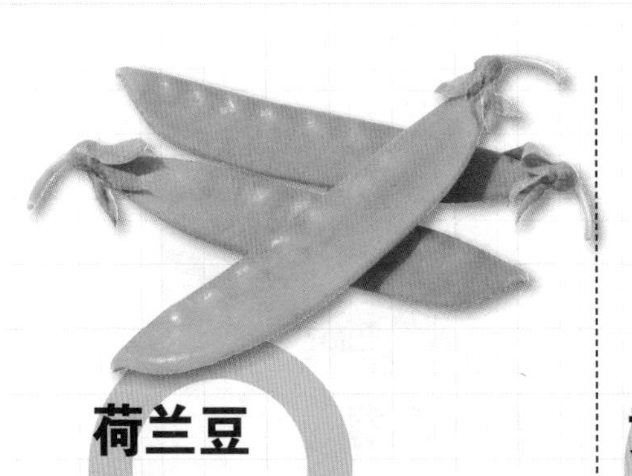

荷兰豆

好处 荷兰豆含有胡萝卜素与维生素C，抗氧化作用强，有助于预防癌症。

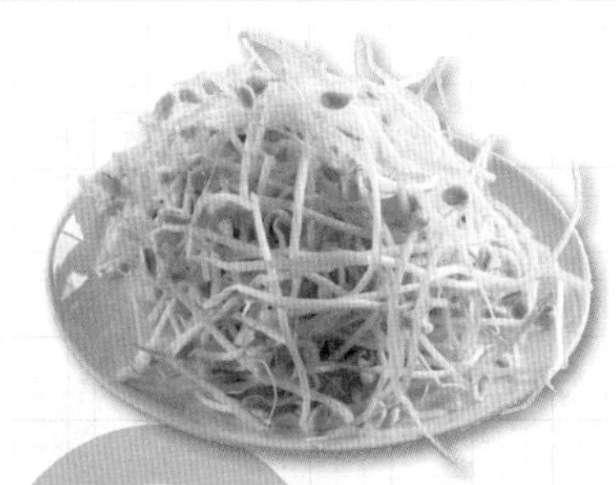

黄豆芽

好处 黄豆芽中的维生素与钾含量远高于一般的豆芽菜，有助于排除身体内多余的盐分。

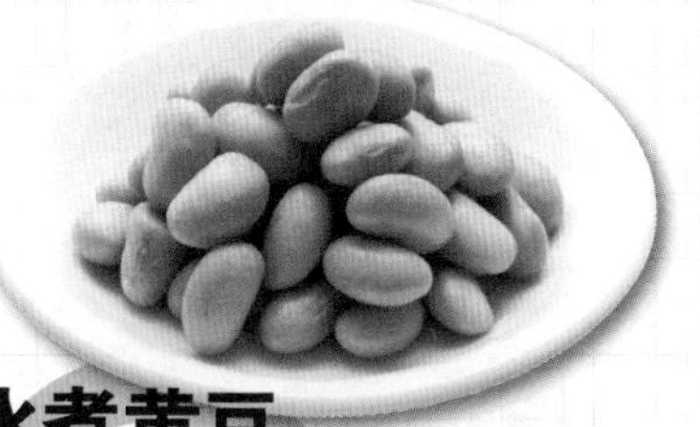

水煮黄豆

好处 黄豆含有丰富的具有防癌功效的大豆异黄酮。而市售的黄豆小菜大多含有较多的盐分，因此自己制作水煮黄豆最理想。

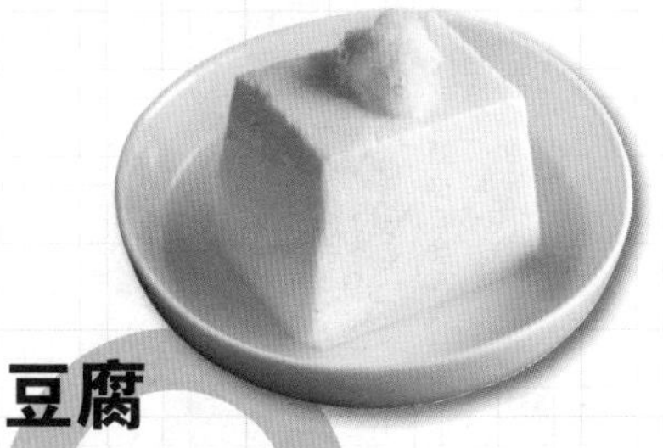

豆腐

好处 豆腐不仅含有具抗氧化作用的维生素E，还有大豆异黄酮、皂苷，能够降低胆固醇水平，预防动脉硬化。

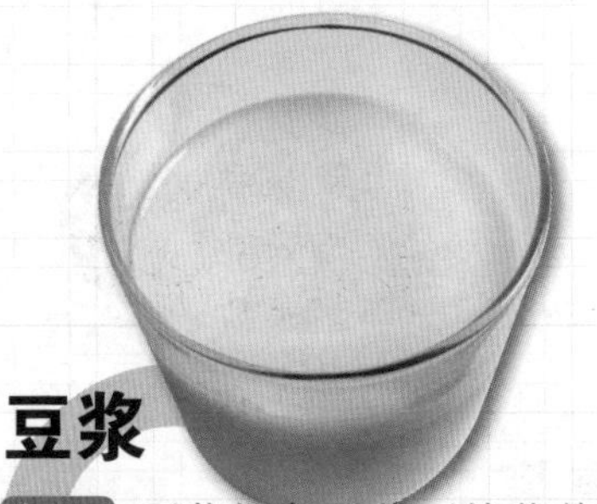

豆浆

好处 豆浆保留了黄豆的营养成分，除了可以直接饮用外，还可以代替奶精加入咖啡里，使其风味独特。此外，豆浆具有防癌效果。

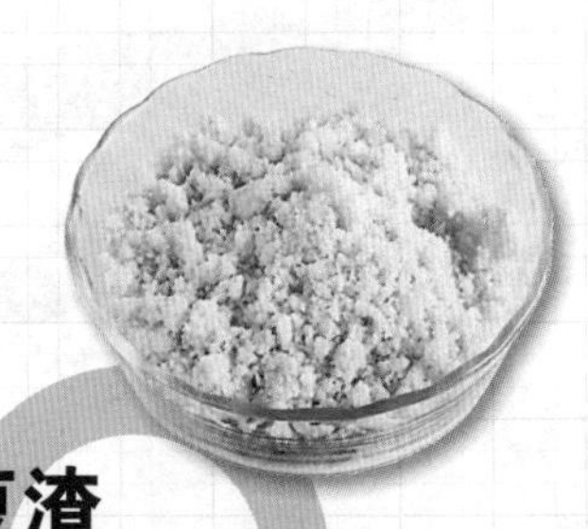

豆渣

好处 豆渣富含与雌激素结构相似的大豆异黄酮，能够有效抑制乳腺癌或前列腺癌。

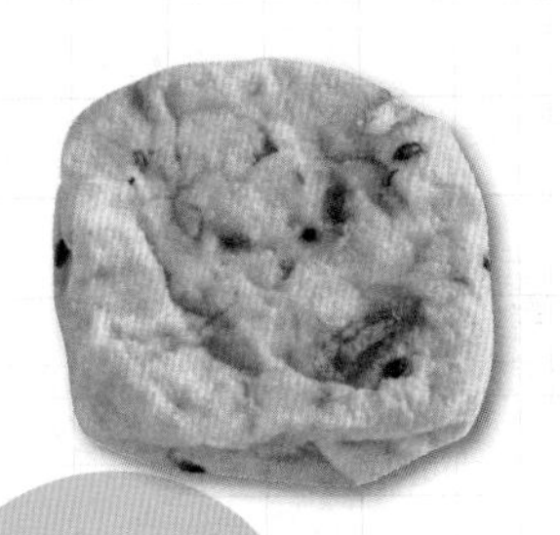

豆腐丸子

好处 食用以豆腐为主原料做成的丸子，这样可以一次性摄取到豆腐、蔬菜、海藻的营养。

冻豆腐

好处 冻豆腐的营养价值比一般的豆腐高，其中的维生素E有很强的抗氧化作用，能够有效抑制癌细胞。

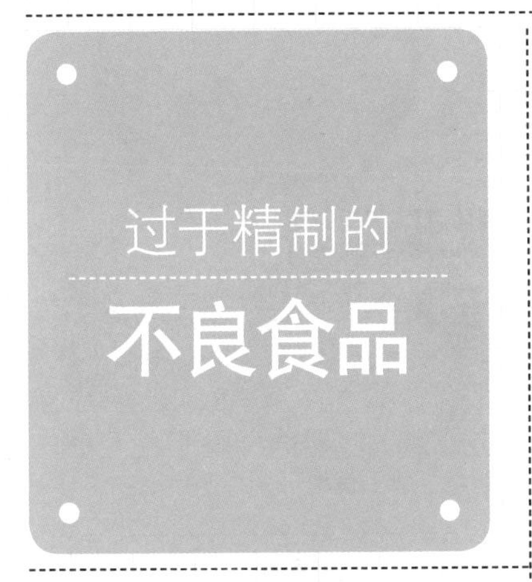

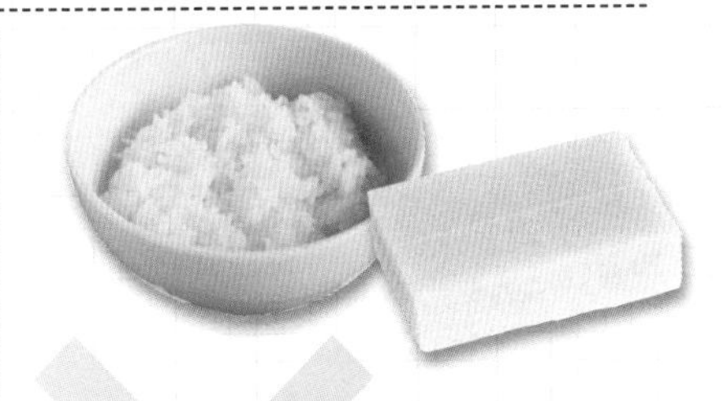

白米、麻薯

注意 过于精制的糖类食品不仅没有胚芽的营养成分，而且其中的消化酶与代谢酶也已经流失了。

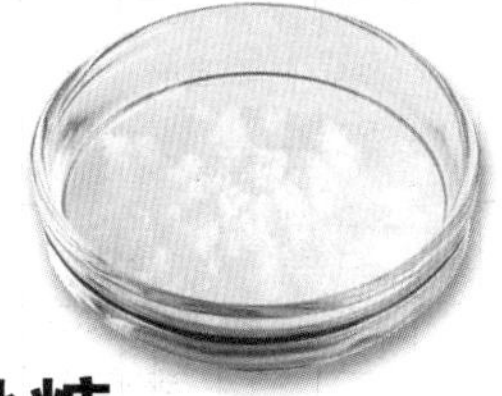

白砂糖

注意 糖分是癌细胞的主要养分，且白砂糖在体内无法完全被代谢掉，因此不建议食用。选用砂糖时，请选择含有消化酶的双目糖（粗粒白糖）或黑砂糖。

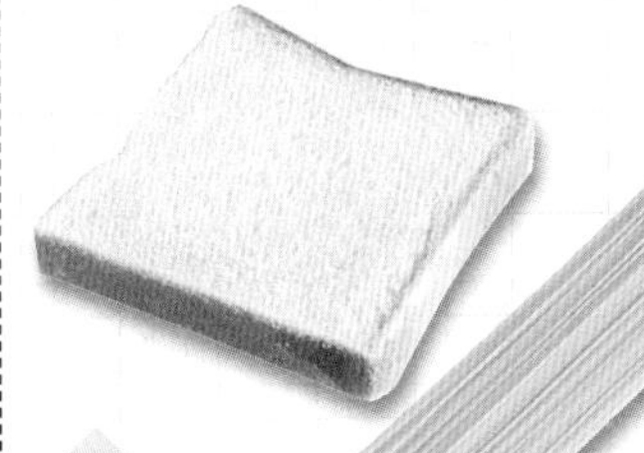

面包、意大利面

注意 一般市售的面包、意大利面都是用精制谷物制成的，而且都含有盐分。

实践指南 5

每天补充
乳酸菌、海藻、菇类

○防癌食材

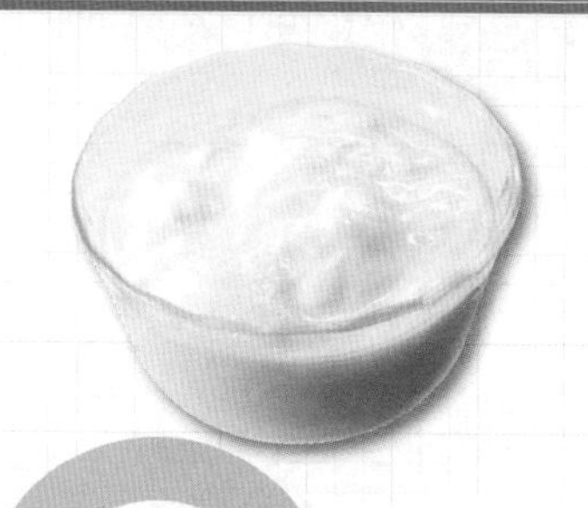

里海酸奶

好处 口感绵密的里海酸奶中的乳酸菌含量是一般酸奶的3～5倍。乳酸菌对免疫细胞有活化作用。

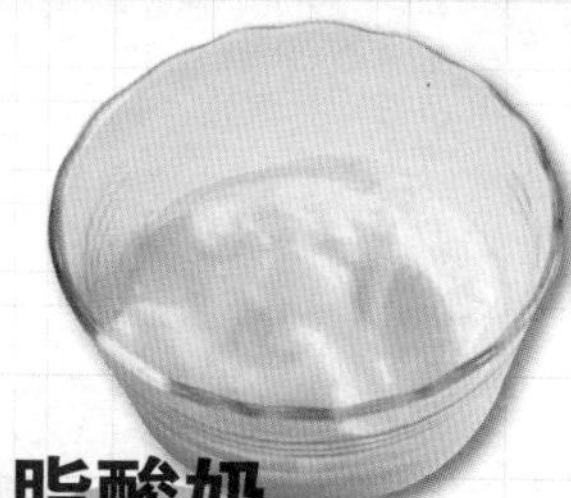

脱脂酸奶

好处 乳酸菌可以帮助肠道增加好菌，并活化自然杀伤细胞（NK细胞）等免疫细胞。必须注意的是，一定要选择脱脂及无糖的产品。

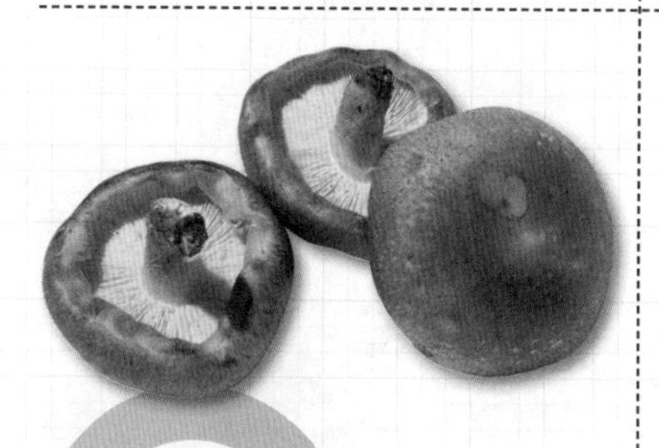

原木香菇

好处 利用原木栽培的优质香菇含有丰富的β－葡聚糖，能增强免疫力，抑制癌症。

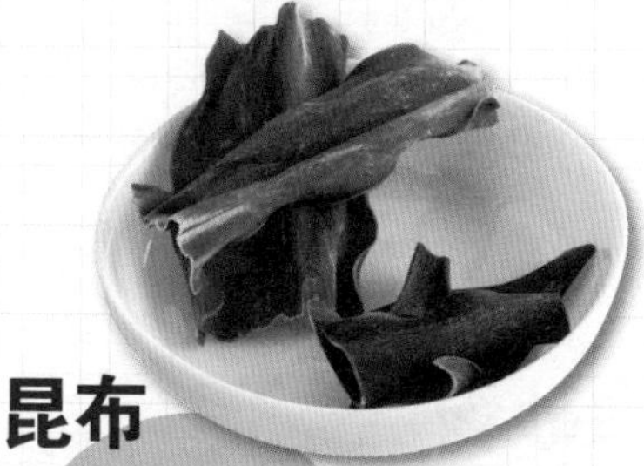

昆布

好处 昆布本身含有微量的天然盐分，故可以用它取代食盐及调味料。昆布含有多种营养成分，煮高汤后不要丢掉，请连汤一起食用吧！

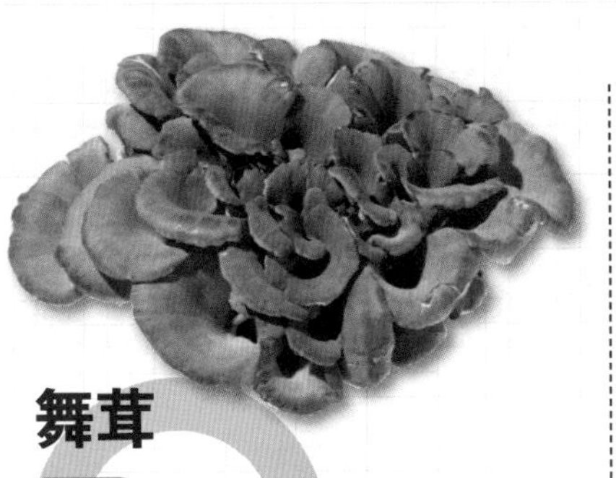

舞茸

好处 舞茸含有独特的MD-Fraction成分，具有防癌、抑制肿瘤的作用。烹饪时不要清洗，轻轻擦拭掉表面的脏污即可。

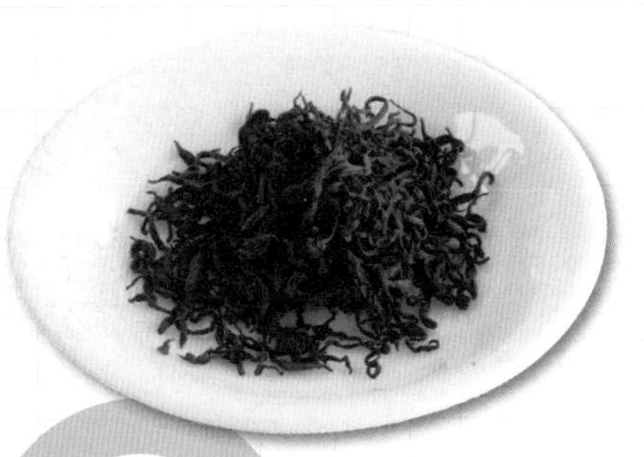

羊栖菜

好处 和其他海藻类食物一样，羊栖菜含有褐藻素，能促进癌细胞凋亡。

×禁止食材·△限制食材

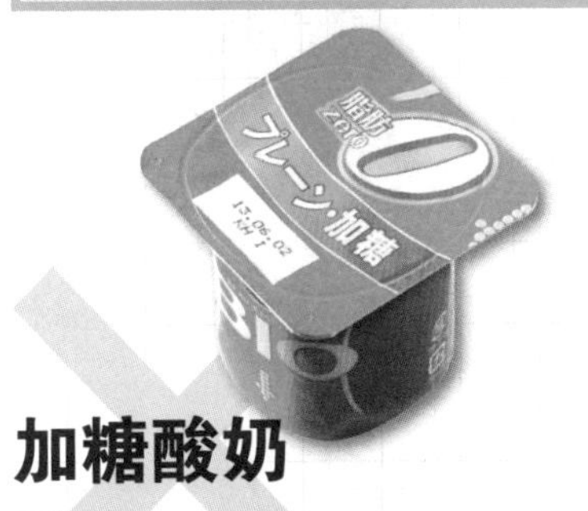

加糖酸奶

注意 砂糖会加重身体负担，不适合癌症患者食用。

人造黄油

注意 除了含有盐分与动物性脂肪之外，人造黄油还含有反式脂肪酸，这种物质会增加体内坏菌，降低免疫力。

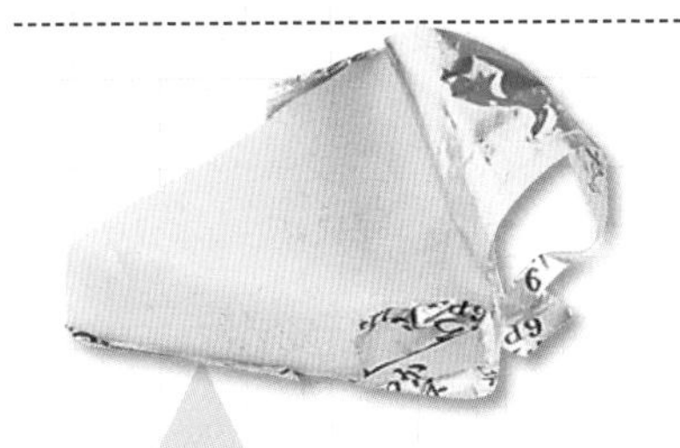

加工奶酪

注意 和天然奶酪不同，加工奶酪含有很多盐分，应限制食用。

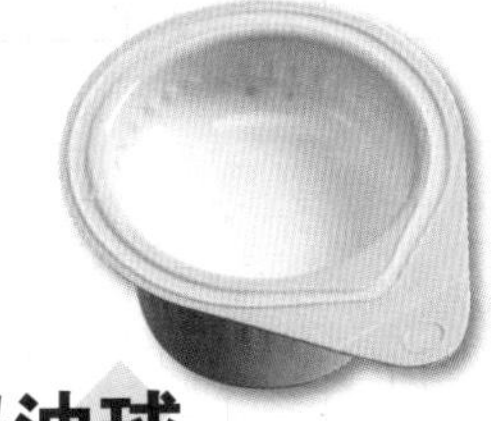

咖啡奶油球

注意 咖啡只要控制在“一天最多3杯”，那么是没有问题的！但禁止食用以反式脂肪酸为原料制成的咖啡奶油球。

实践指南 6

多多摄取
柠檬、蜂蜜、啤酒酵母

○防癌食材

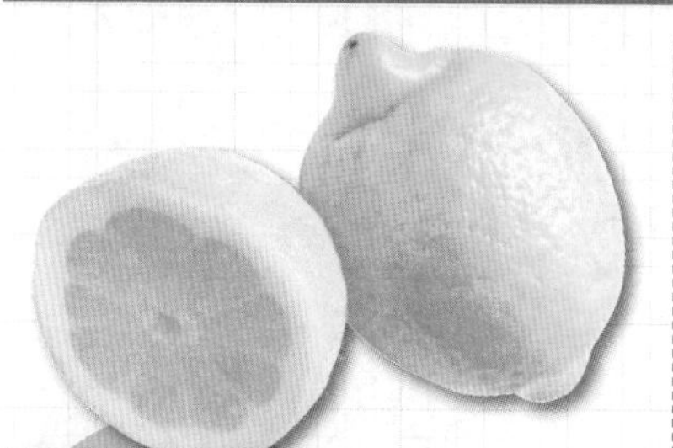

国产柠檬

好处 柠檬富含维生素C，具有很强的抗氧化作用。进口柠檬的表皮会有一层蜡，因此最好选择无农药残留的国产柠檬。

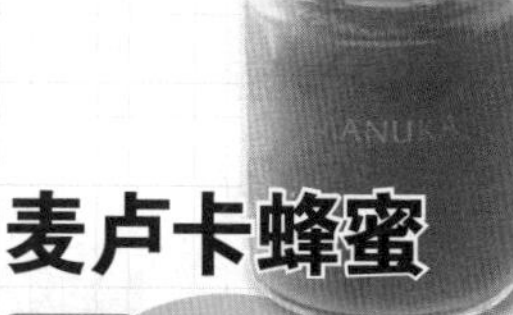

麦卢卡蜂蜜

好处 麦卢卡蜂蜜源自新西兰，是原始森林中野生麦卢卡灌木开花时采集的天然蜂蜜，可以说它是所有蜂蜜中最理想的。不过，由于仿冒品泛滥，购买时要选经过认证的产品。

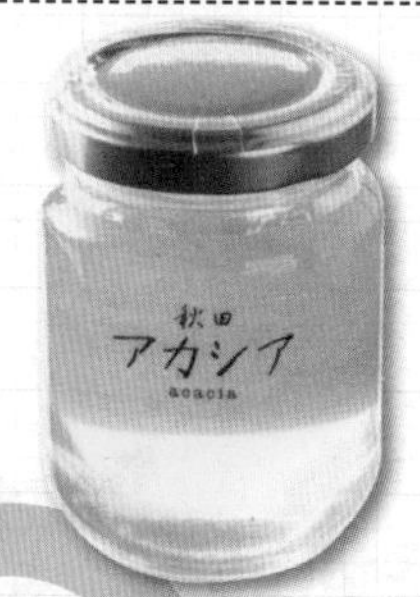

金合欢蜂蜜

好处 树木系的花蜜因受到农药的影响较草花类花蜜小，故食用起来更安心，其价格也较低。

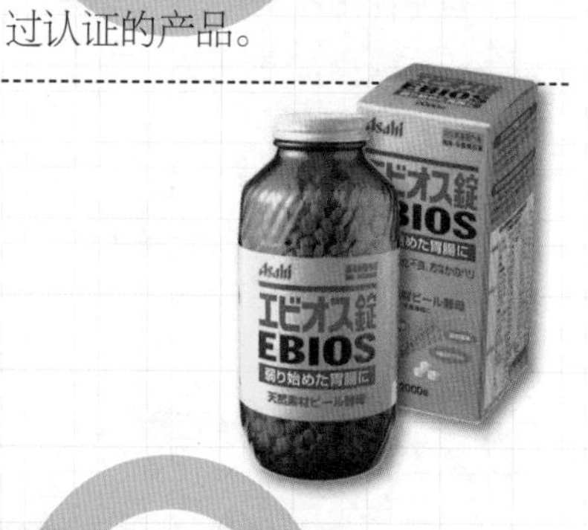

啤酒酵母

好处 啤酒酵母既有助于维持体内氨基酸的平衡，还可以作为免疫细胞的最理想蛋白质来源。

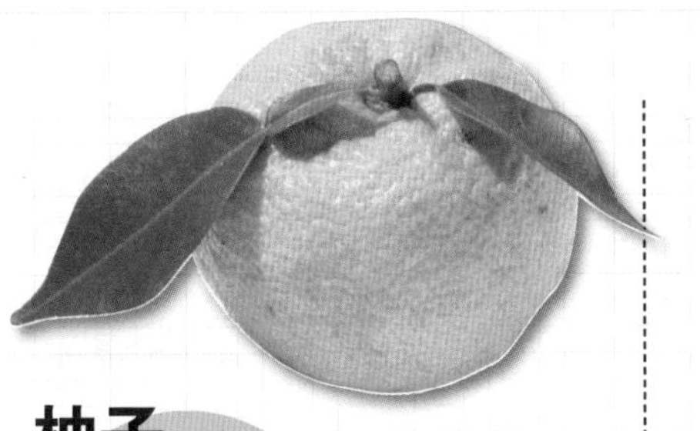

柚子、香柠檬、青金橘

好处 世界各国的研究显示，柑橘类中的β－隐黄质、橙皮油内酯与川陈皮素都有很强的防癌功效。

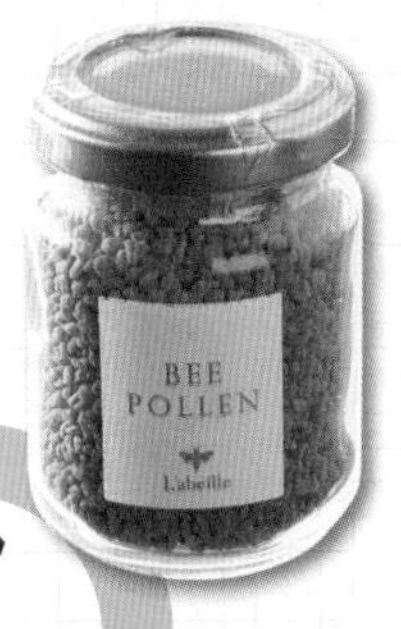

蜂花粉

好处 蜂花粉含有多种维生素、无机盐，以及人体无法合成的必需氨基酸。

×禁止食材・△限制食材

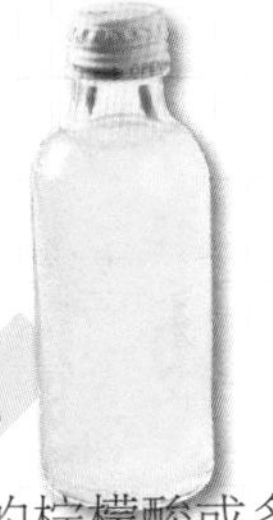

柠檬饮料

注意 柠檬中的柠檬酸或多酚都有防治癌症的作用，但经过加工的柠檬饮料的营养价值不如新鲜柠檬。

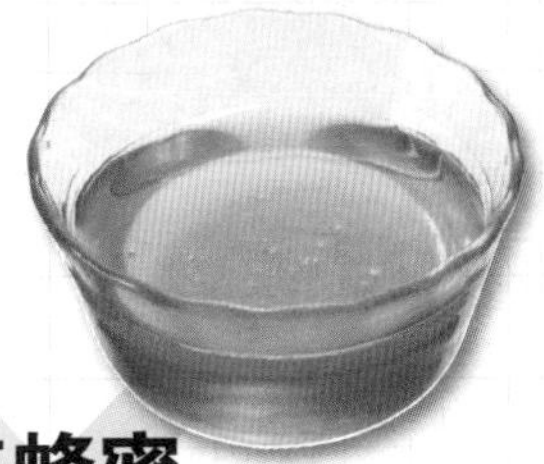

草花蜂蜜

注意 无论是国产草花蜂蜜还是进口草花蜂蜜，都有农药残留的问题，应尽量避免食用。

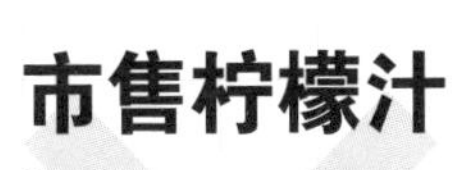

市售柠檬汁

注意 癌症患者需要优质的植化素。济阳式饮食疗法提倡的是食用整颗新鲜的柠檬或柠檬连皮榨汁饮用，并非指喝这一类市售柠檬汁。

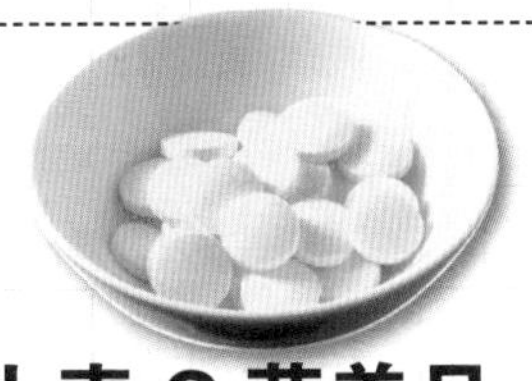

维生素 C 营养品

注意 从食物中获得的营养较容易被人体吸收。除了维生素C之外，其他营养素也应该从日常饮食中摄取。维生素C营养品应限制使用。

实践指南 7

食用油选择

橄榄油或紫苏油

○防癌食材

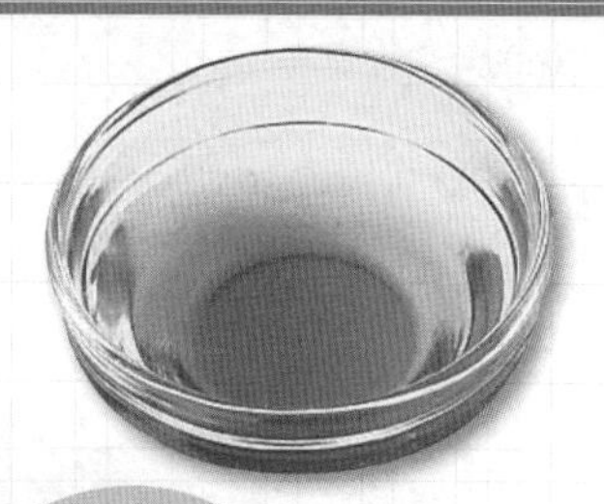

芝麻油

好处 芝麻油含有亚油酸与一元不饱和脂肪酸，很适合用来做食物。而且，它含有丰富的芝麻木酚素，有很强的抗氧化作用。

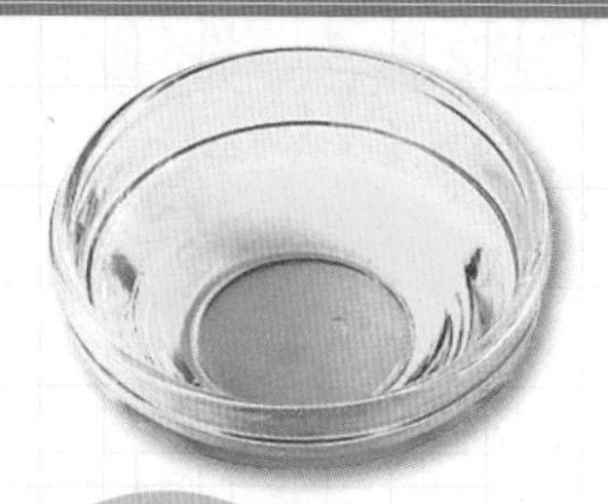

橄榄油

好处 橄榄油含有丰富的不易氧化的一元不饱和脂肪酸——油酸，烹饪时可以适量使用。

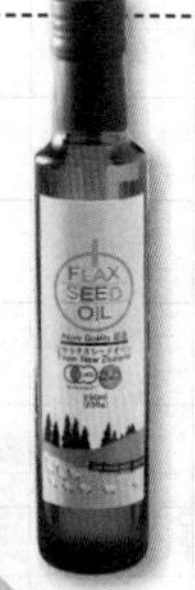

亚麻籽油

好处 亚麻籽油富含人体必需脂肪酸——α－亚麻酸，这种物质具有防癌、降血脂等功效。但因为α－亚麻酸容易氧化，所以亚麻籽油不适合加热，适合凉拌。

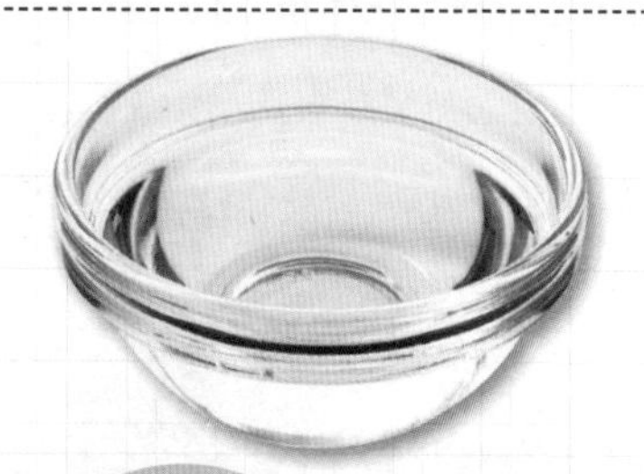

紫苏油

好处 紫苏油中的α－亚麻酸能有效预防动脉硬化及癌症。但因为α－亚麻酸很容易氧化，所以紫苏油也不适合加热，宜直接摄取。

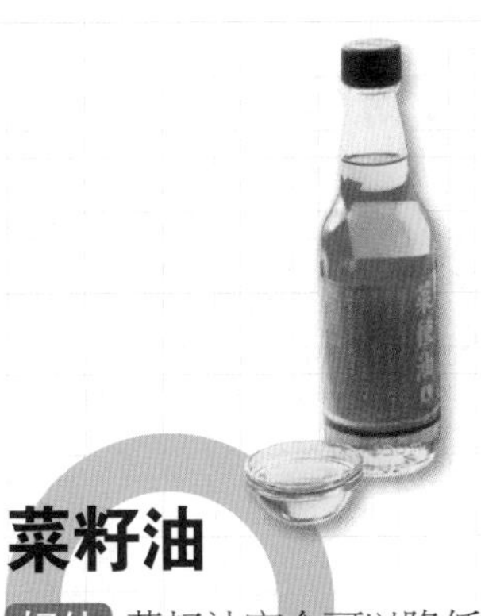

菜籽油

好处 菜籽油富含可以降低坏胆固醇的α－亚麻酸，还含有很多具抗氧化作用的维生素E、维生素K。

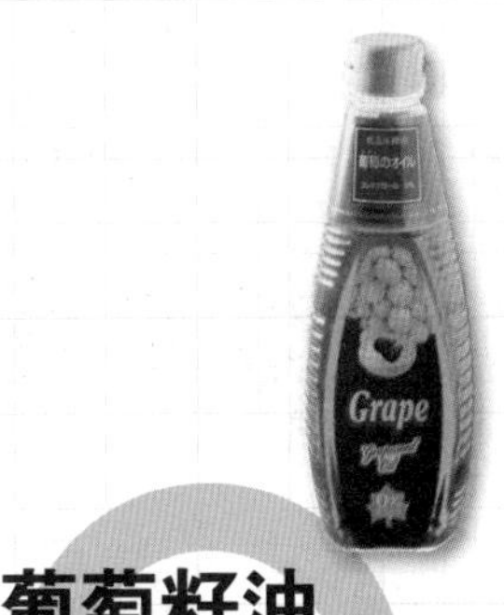

葡萄籽油

好处 葡萄籽油中的维生素E含量是橄榄油的2倍。葡萄籽油中的抗氧化成分能有效抑制体内自由基。

×禁止食材

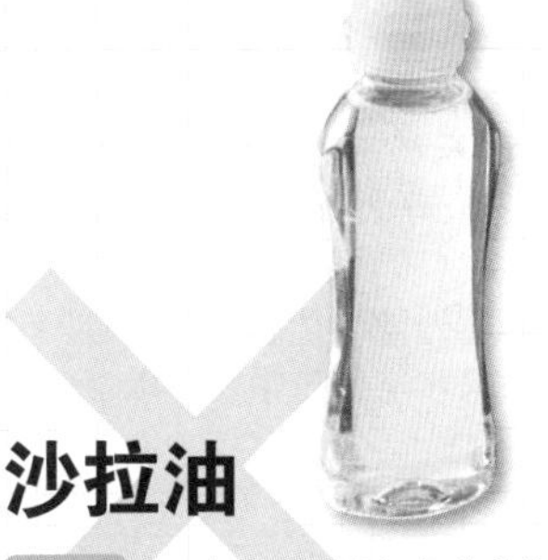

沙拉油

注意 一般沙拉油在制造过程中都会加入添加剂，应避免使用。

美乃滋

注意 一般市售的美乃滋因原材料鸡蛋的新鲜度不明，不建议食用。最好使用土鸡蛋，自己在家制作。

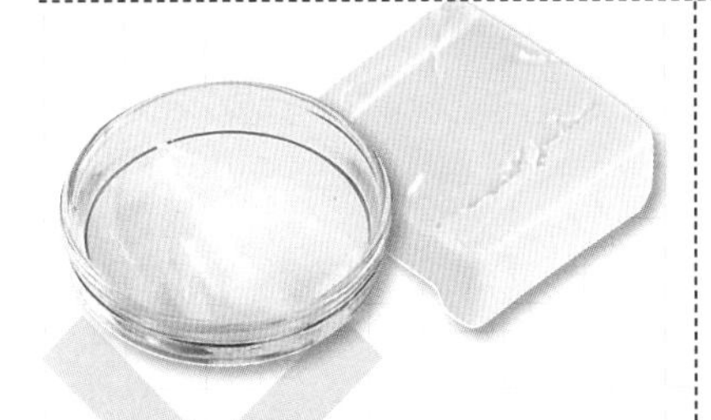

黄油、猪油

注意 凡是动物性脂肪都必须限制，故黄油、猪油都不能食用。

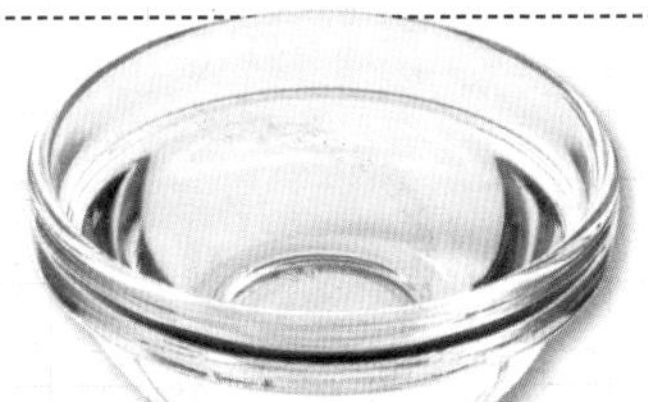

棕榈油、大豆油、玉米油、红花籽油

注意 这些油虽给人健康的印象，但因所含的亚油酸过量，并不适合癌症患者食用。

实践指南 8

只喝好水，天然矿泉水是首选

1 不要喝自来水

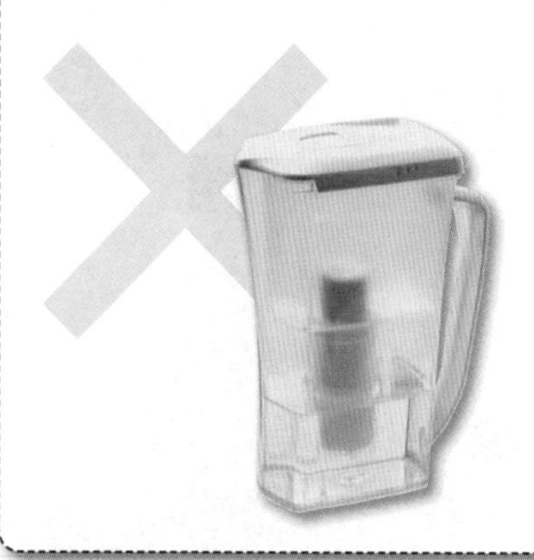

一般的滤水器只能去除自来水中的杂质，无法去除致癌物

理由 自来水中会添加很多氯来杀菌。此外，自来水中还有三氯甲烷或残留农药（化学肥料）变成的亚硝酸盐等致癌物质，这些物质必须经高性能净水器过滤才能去除。癌症患者请勿将自来水当作日常饮用水。

2 也不要喝煮沸的自来水

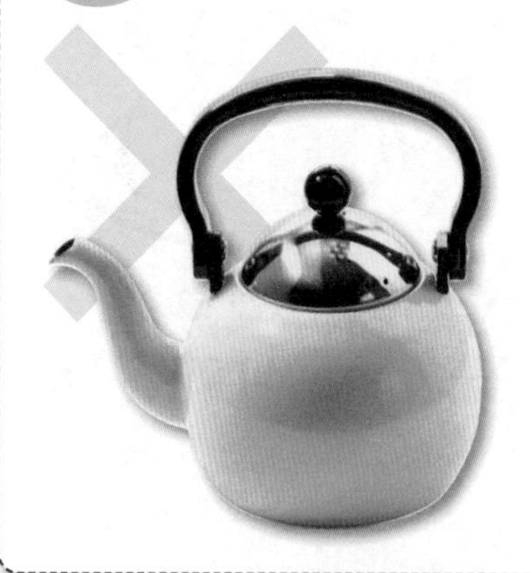

自来水中的三氯甲烷、亚硝酸盐都是致癌因子

理由 自来水中的三氯甲烷会在加热过程中挥发，但是亚硝酸盐不仅不会挥发，反而会在自来水煮沸后浓缩，有害健康。

3 天然矿泉水其实并不天然

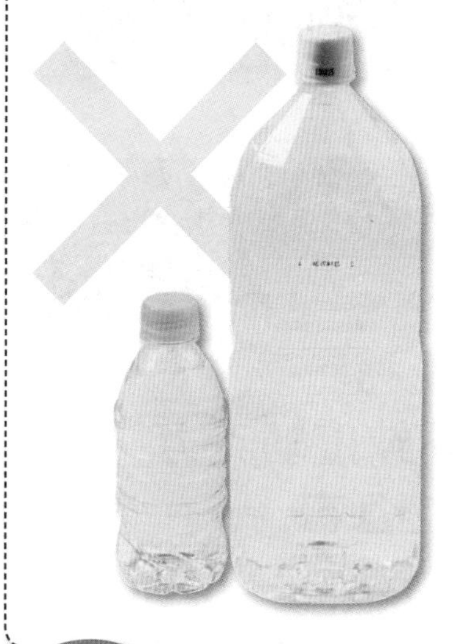

市售矿泉水的活性其实已经下降了

理由 国外（以欧洲为主）不会将经过杀菌处理的水称为矿泉水，但市面上有些矿泉水经过加热杀菌，并被称为“天然矿泉水”。其实，加热杀菌处理后，水中的氧气和营养成分都发生了变化，矿泉水的活性也已经下降了。因此，对于实行济阳式饮食疗法的人来说，建议饮用未经加热处理的天然矿泉水。

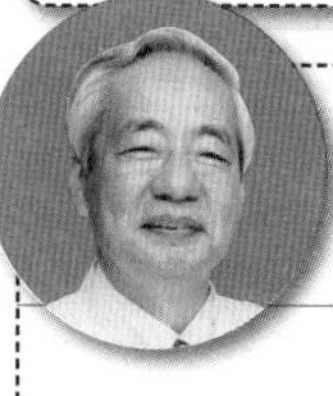

请多多饮用未经加热处理的矿泉水

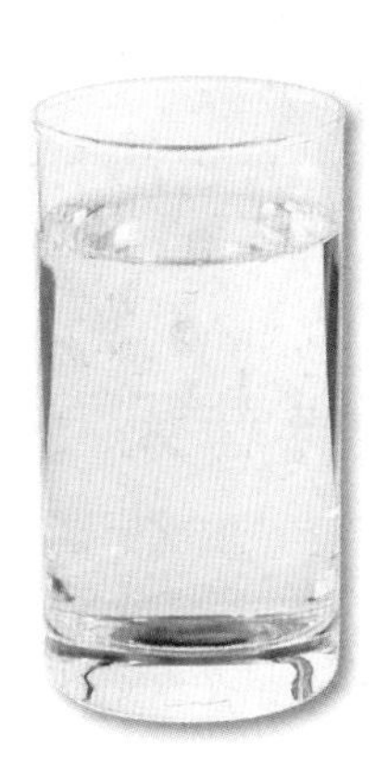

优质的天然矿泉水能够抑制癌细胞增生

理由 经过地层过滤的天然矿泉水含有许多钙、镁、硒，以及负责维持液体渗透压的钠、钾等物质。如果日常生活中经常饮用这种天然矿泉水，可以提升细胞的代谢能力，进而抑制癌细胞增生。

实践指南 9

禁烟、禁酒，零食须节制

○防癌食材

可可粉

容许食用量 可可粉富含抗氧化作用强的可可多酚，其在预防与治疗癌症方面的作用备受肯定，故每天可适量吃一些可可粉。

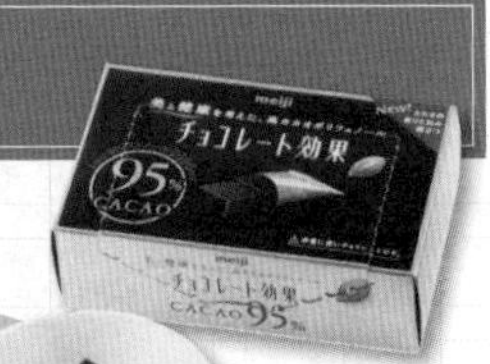

高纯度巧克力

容许食用量 高纯度巧克力含丰富的可可多酚，能抑制自由基产生，1天可适量吃一点。

番薯干

注意 只能食用经过日晒干燥的国产无农药番薯干，其中丰富的钾有利于身体排出盐分。

日晒小鱼干等海鲜干货

容许食用量 经过日晒干燥的小鱼干含有微量天然盐分，其含量在容许的食用范围内。海鲜干货食材每周约可食用2次。

红糖

容许食用量 红糖含有丰富的维生素与无机盐，易被人体消化和吸收。一天的摄取量控制在2大匙左右。

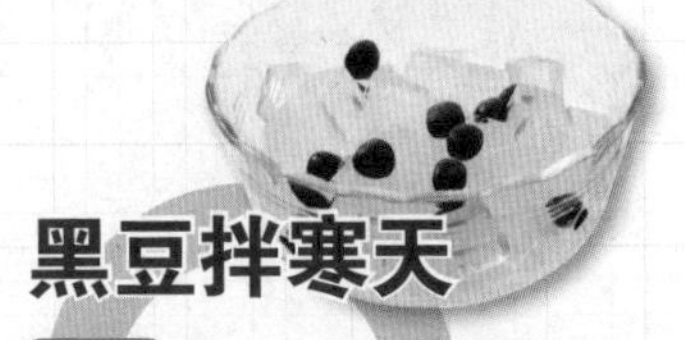

黑豆拌寒天

好处 寒天*中的低聚糖以及黑豆中的多酚都具有抑制癌细胞的作用。食用时可以添加少量红糖以调整甜度。

* 寒天：是以海藻为原材料，经过煮沸、冷却、干燥等工序制作而成的纯天然食品，风靡日本。

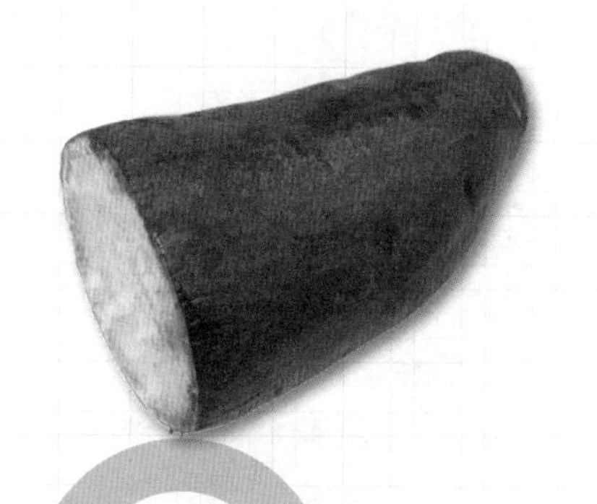

烤番薯

注意 只能食用国产的无农药番薯。表皮附近多酚含量很高，故请连皮一同食用。

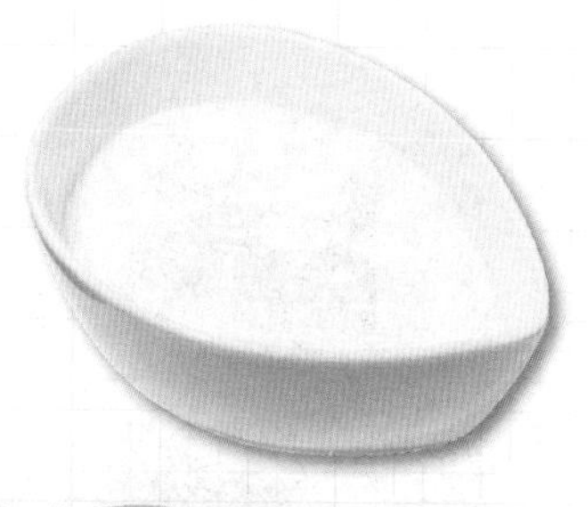

脱脂酸奶淋麦卢卡蜂蜜

注意 酸奶须选择脱脂、无糖的产品，想要增加甜度时，可以淋上少量的麦卢卡蜂蜜。

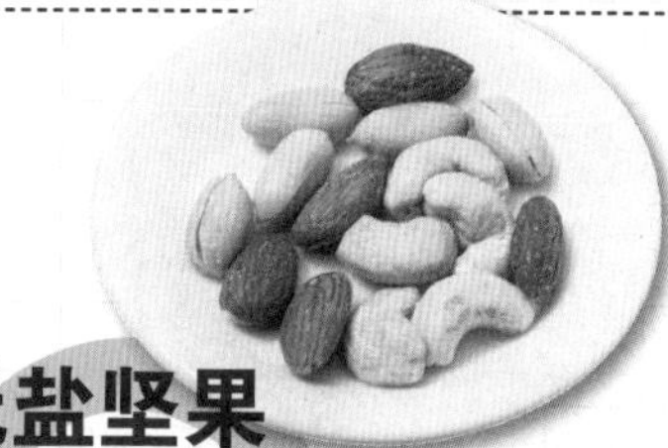

无盐坚果

容许食用量 坚果含有很多抗氧化作用超强的维生素E，以及优质植物性脂肪。以杏仁为例，一天可吃20颗左右。

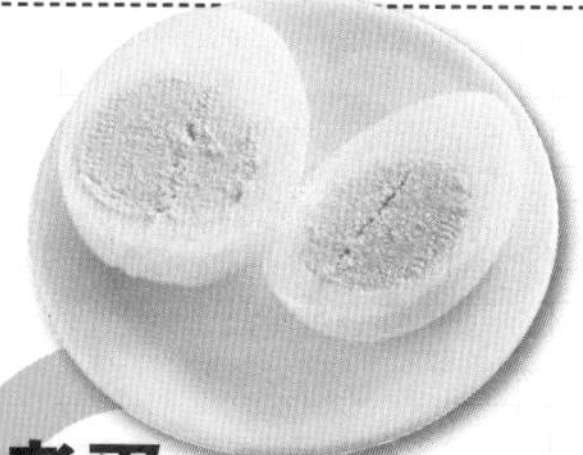

水煮蛋

容许食用量 只限土鸡蛋，不能食用养殖场的鸡蛋，且鸡蛋一天只能吃1个。

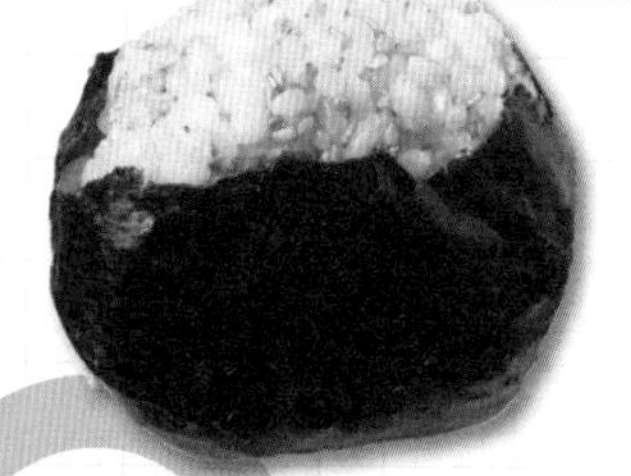

糙米饭团

注意 饭团须用富含维生素E的糙米制作，外面以未调味的海苔包覆，不要用含有盐分的调味海苔。

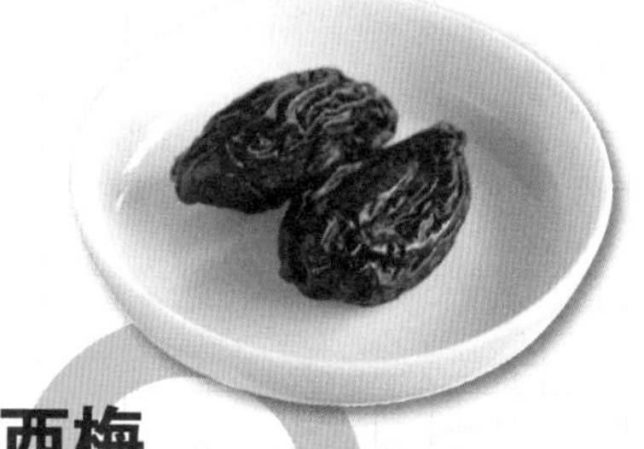

西梅

注意 西梅含有丰富的绿原酸等多酚，但进口西梅表皮可能会有蜡，必须仔细清洗干净后再食用。

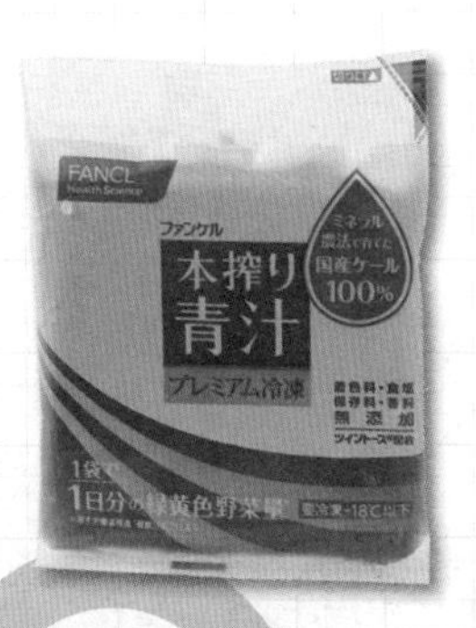

冷冻青汁

注意 要选择自然栽种的100%羽衣甘蓝，若不能现榨现喝时，可以用粉状冲泡产品代替。

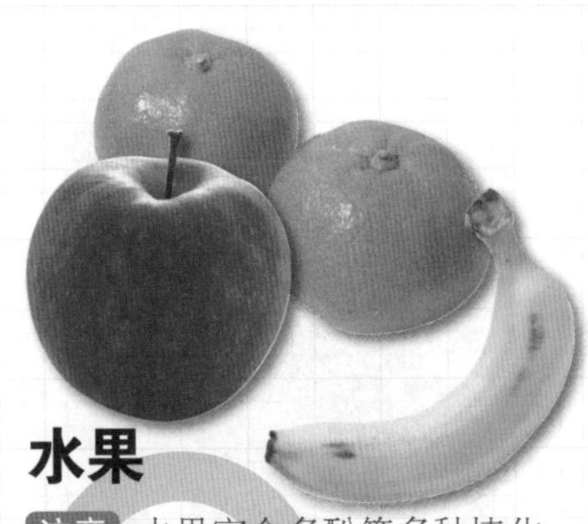

水果

注意 水果富含多酚等多种植化素，对预防癌症很有效。但直接吃水果很难摄取到足够的植化素，所以最好将水果打成果汁后饮用。

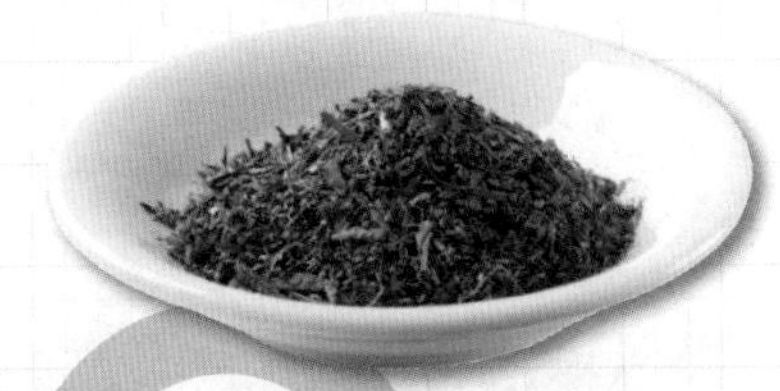

红茶、绿茶（茶叶）

好处 绿茶含有丰富的儿茶素及茶多酚，红茶含有茶黄素，它们皆具有抗氧化的作用。

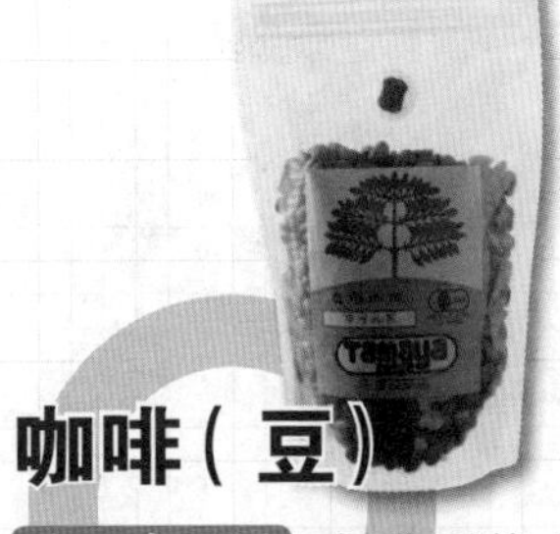

咖啡（豆）

容许食用量 咖啡因能有效防治癌症，一天可以喝3杯黑咖啡。但是罐装咖啡一律禁止！

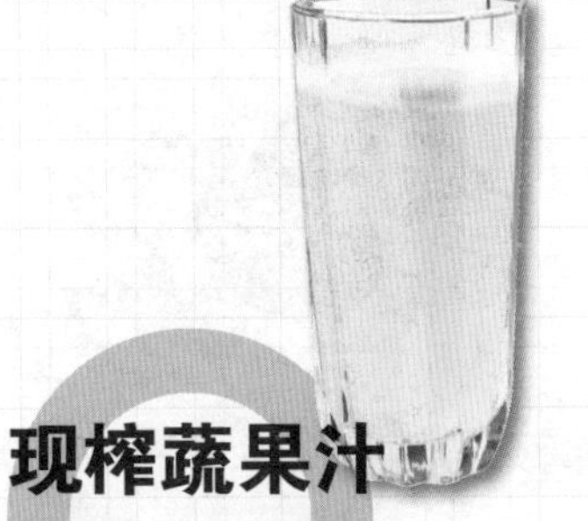

现榨蔬果汁

注意 新鲜的蔬果汁，可以说是济阳式饮食疗法的基石。每天都要尽可能饮用1.5～2升。

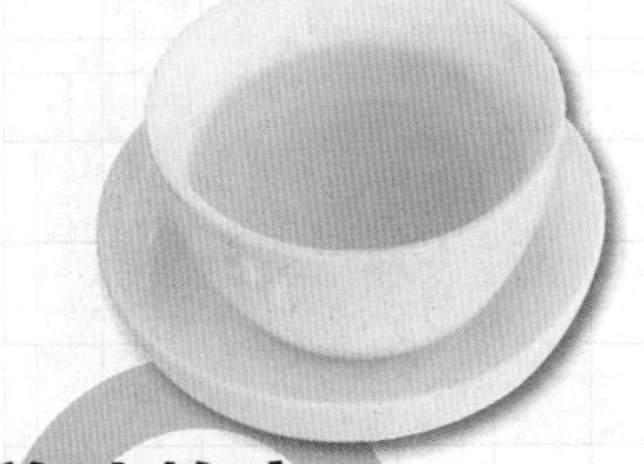

姜汁蜂蜜

好处 蜂蜜（麦卢卡蜂蜜）具有提升免疫力的作用，生姜具有防癌的作用。

不好的饮料与零食

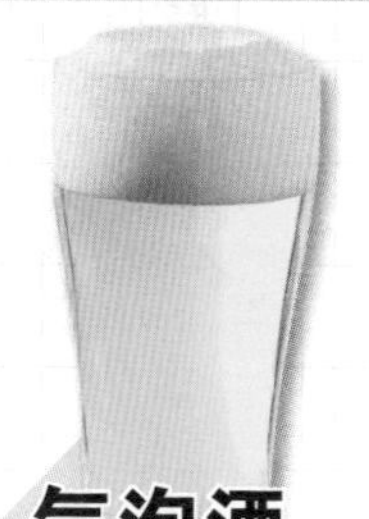

啤酒、气泡酒

注意 在治疗癌症期间，要远离所有酒精类饮料，直到康复后才可少量饮用。

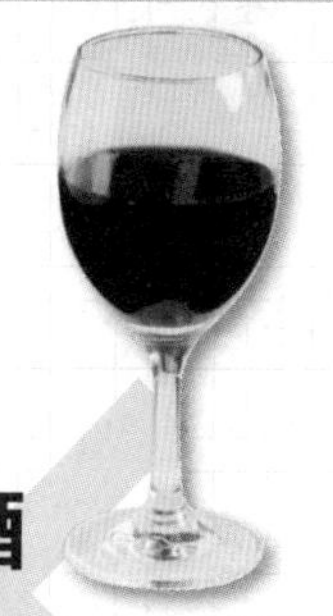

葡萄酒

注意 就算含有促进抗氧化的多酚，葡萄酒还是属于酒精类饮料，不宜饮用。

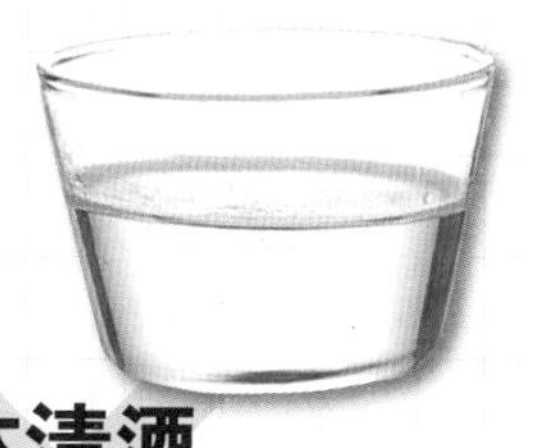

日本清酒

注意 一般人适量饮用日本清酒有益健康，但这一点并不适合癌症患者。

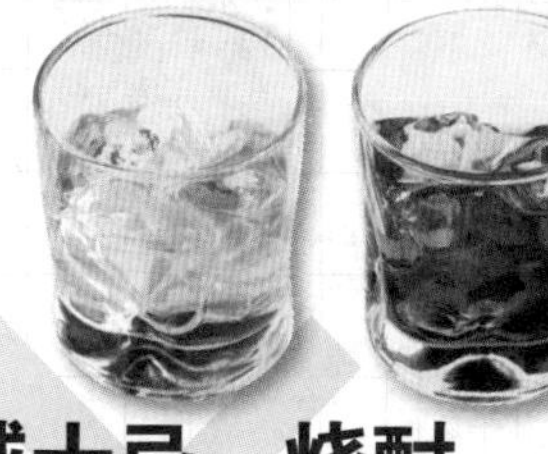

威士忌、烧酎

注意 酒精会造成肝脏损害，降低免疫力，因此癌症患者禁止饮酒。

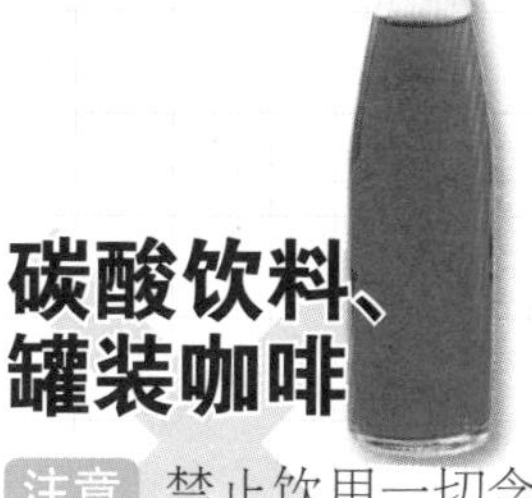

碳酸饮料、罐装咖啡

注意 禁止饮用一切含糖饮料，就算是无糖咖啡也不能饮用，应选择自己冲泡的黑咖啡。

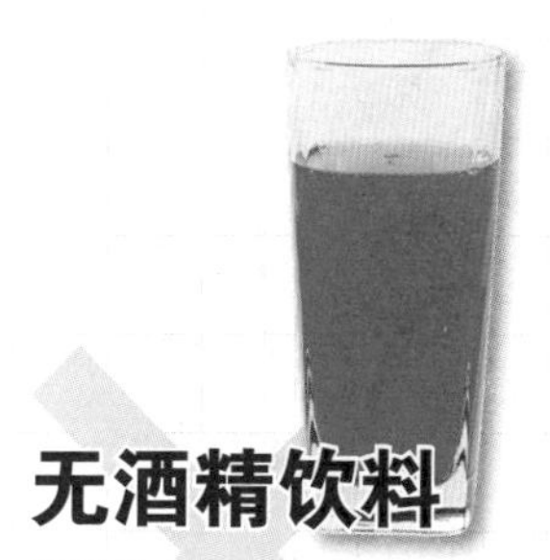

无酒精饮料

注意 即使没有酒精成分，这一类饮料也会含有色素、防腐剂等添加剂，不可饮用。

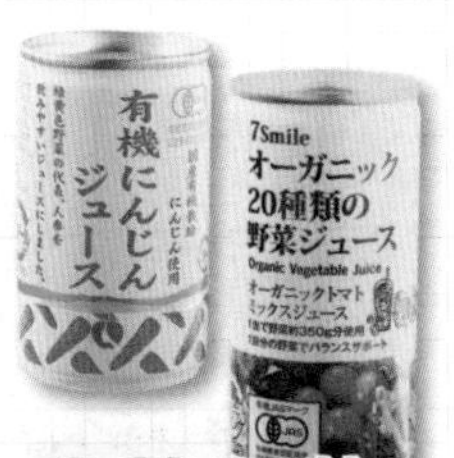

罐装、宝特瓶装100%果汁

注意 其中的营养已经流失，所以这类果汁不再具有治疗癌症的作用。果汁务必在榨好后30分钟内饮用。

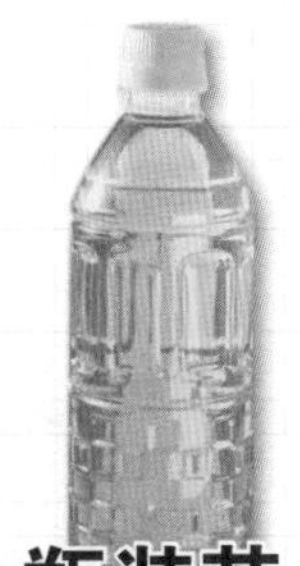

罐装、瓶装茶

注意 茶中的儿茶素会随着时间的流逝产生变化，所以这类茶并不适合用来补给水分，请用新鲜蔬果汁替代。

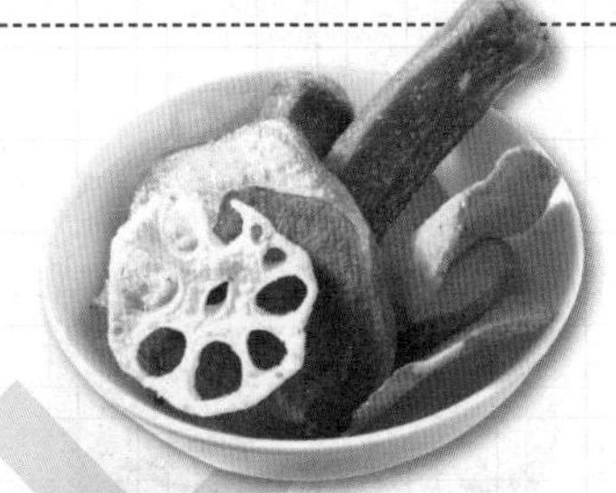

市售蔬果干

注意 产地、制作过程不明，有农药残留的问题。如果要吃，可以在家自己制作。

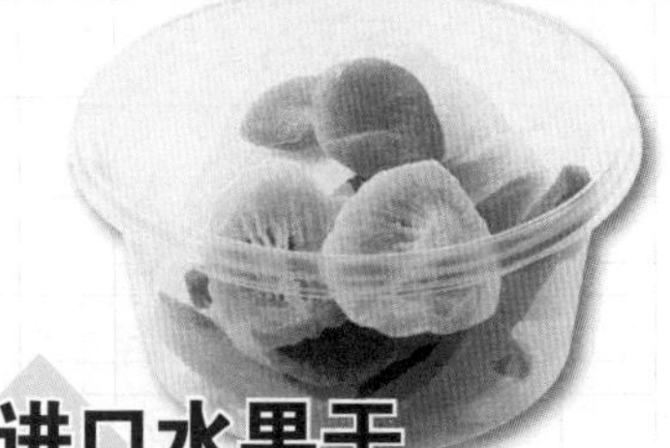

进口水果干

注意 其主要问题是很难确认有无农药残留。但如果是自然晒干的国产无农药蔬果干，例如柿饼、番薯干等可以食用。

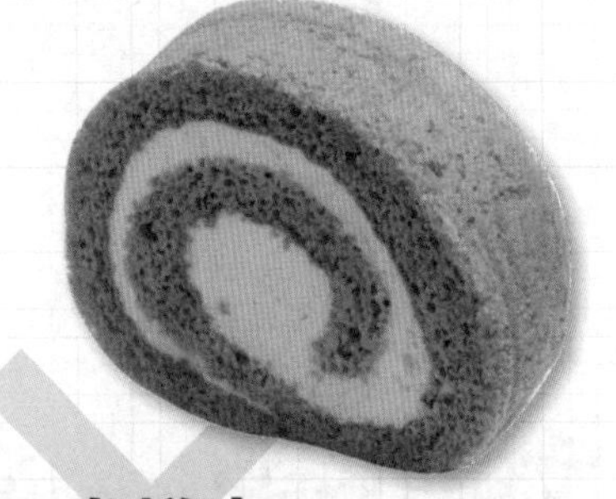

西式糕点

注意 会有使用油品不明、糖分过量、含添加剂等问题，禁止食用。

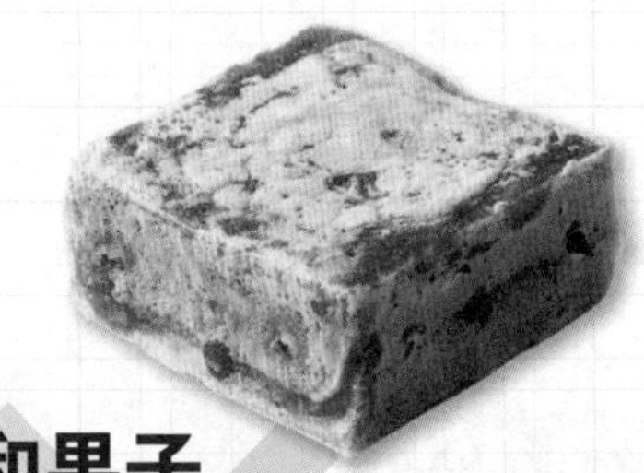

和果子

注意 用粗粒砂糖或红糖制作的和果子，可少量摄取，但若是用白砂糖、甜味剂制作的，则一律禁止。

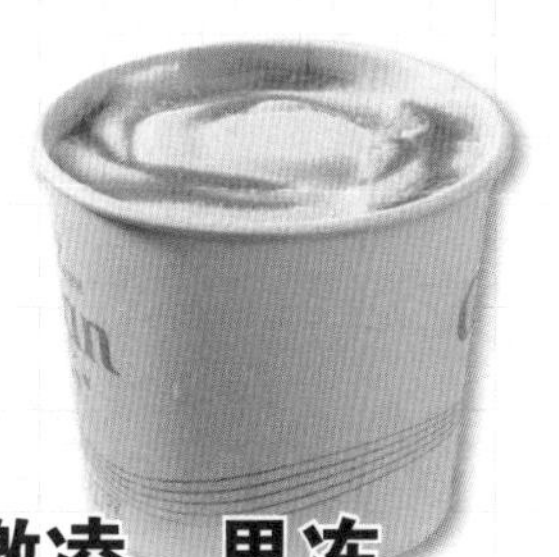

冰激凌、果冻

注意 只要是含有动物性脂肪、糖分及添加剂的产品，都要一律禁止。只限选择单用粗砂糖或红糖制作的甜点。

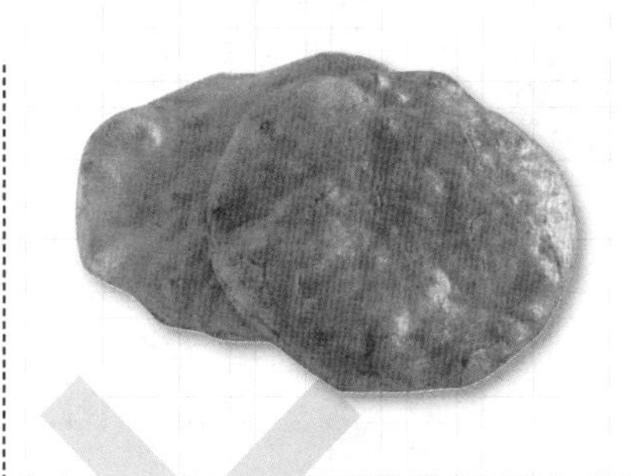

仙贝、下酒菜

注意 仙贝、下酒菜等食物，盐分含量很高，一律禁止。

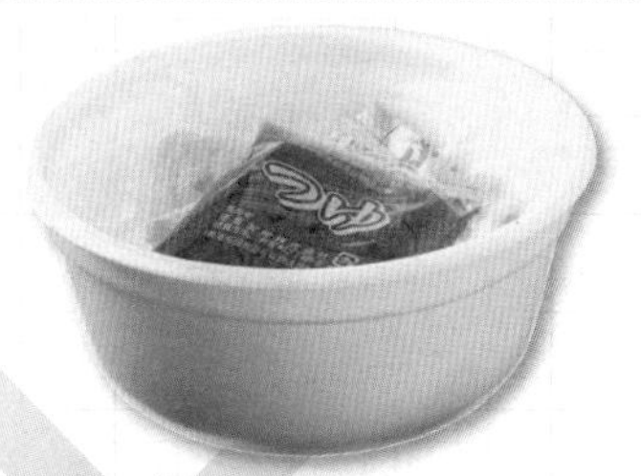

快餐食品

注意 快餐食品是高盐、高脂肪食物，制作过程中还加入了许多添加剂，因此癌症患者严禁食用。

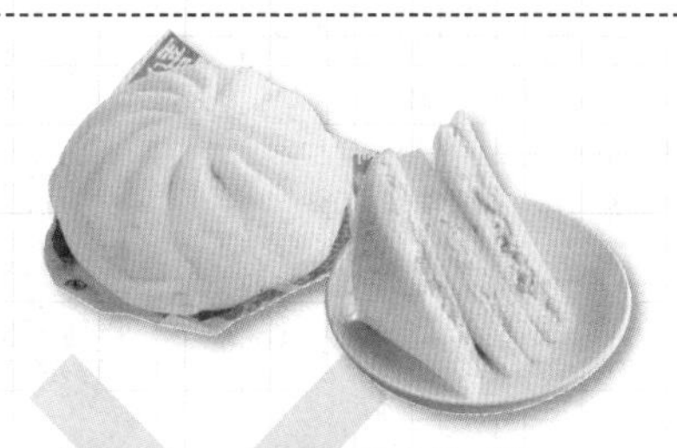

肉包、三明治类

注意 肉包等含有动物性蛋白质的食品，一律禁止。另外，还要避免食用白吐司制成的三明治。

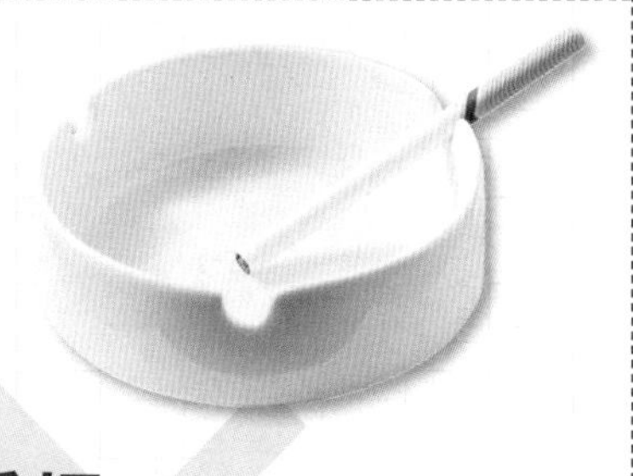

香烟

注意 禁烟和禁酒是实行济阳式饮食疗法的两大前提，想要战胜癌症就必须彻底禁烟、禁酒。

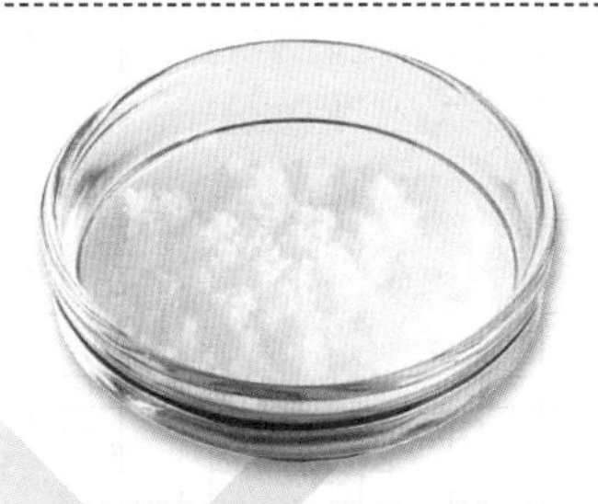

白砂糖

注意 市面上的很多产品都添加了白砂糖或甜味剂，购买时必须仔细检查成分。

专栏

济阳医师推荐!

癌症康复者都吃这些

无盐、低盐生活的好帮手

想要好吃又健康，就选用以下三种食材吧

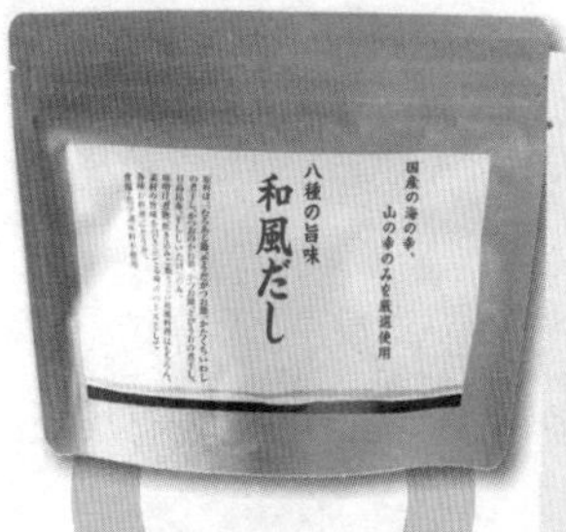

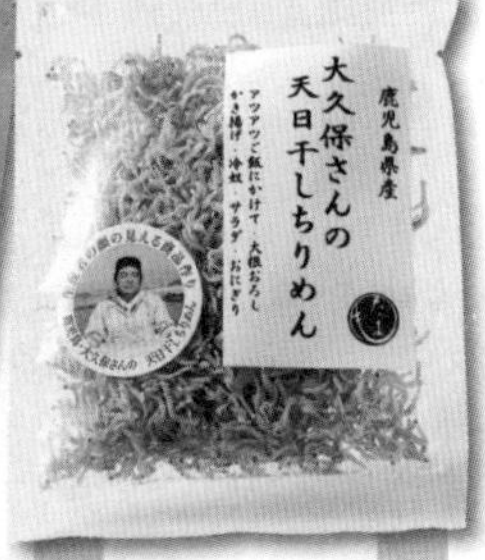

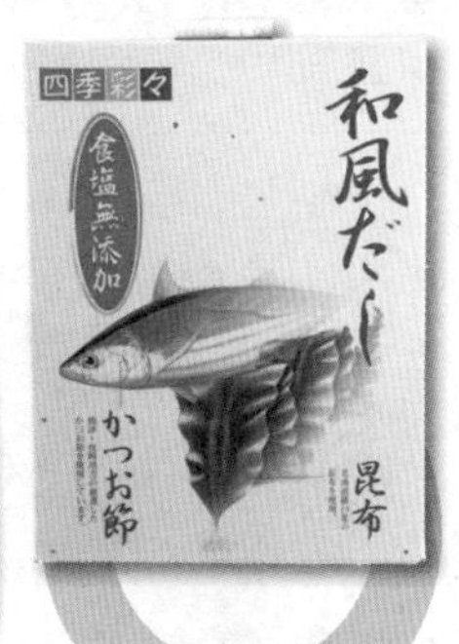

八种和风高汤

由日产蓝圆鲹、日本鳀、柴鱼、日高昆布、干香菇等制作而成，不添加食盐及其他调味料。不仅能当高汤，还能让食材本身的味道更好。

大久保天然日晒鲂仔鱼干

从日本鹿儿岛县产的上等日本鳀中，严选出小型鱼为原料，坚持以历久不衰的传统日晒技法制作而成。

绚烂四季和风高汤

用大量柴鱼片、昆布和香菇制作而成，未添加食盐。

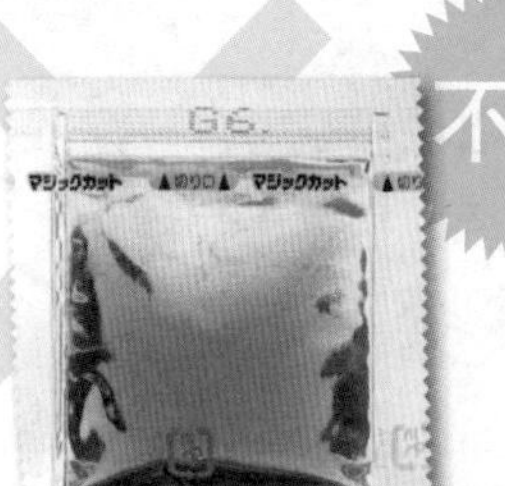

不好

小心！“酱”可能会害了你

附赠的酱汁可能含有大量盐分

市售的纳豆等食品都会附赠调味酱汁。这些酱汁盐分很高，而且也可能含有食品添加剂，不宜食用。

解析各种食材的功效&吃法

济阳式

防癌食材

蔬菜·豆类·薯类

黄色的汁液能够预防癌症

明日叶

查耳酮强大的抗氧化作用备受瞩目

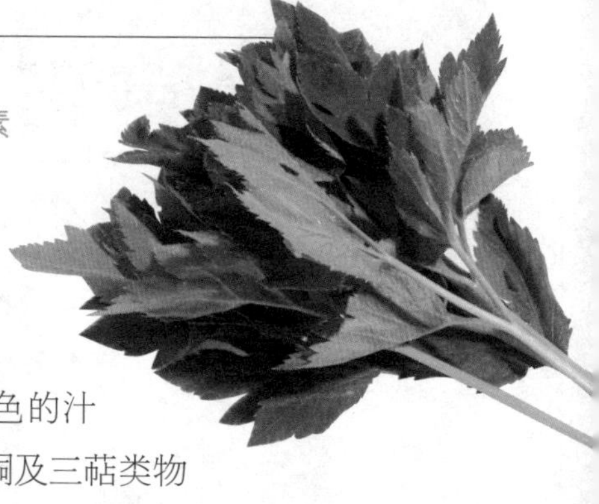

对这些癌症有效
●肺癌　●皮肤癌 ●大肠癌 ●恶性淋巴瘤 ▲对其他癌症也有效

明星营养素

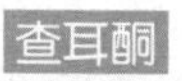
查耳酮

三萜类

切开明日叶的茎之后，会有黄色的汁液流出。这种黄色汁液里含有查耳酮及三萜类物质，它们具有预防肺癌、皮肤癌、大肠癌的作用。可以汆烫后做成凉拌菜，或加到味噌汤里，记得在日常生活中多多摄取哦！

增强抗氧化作用的秘诀：煮过的水不要浪费

红豆

还具有稳定血压的功效

防癌重点
✚韭菜、大蒜（皂苷） ➡使血液循环顺畅

明星营养素

皂苷

花青素

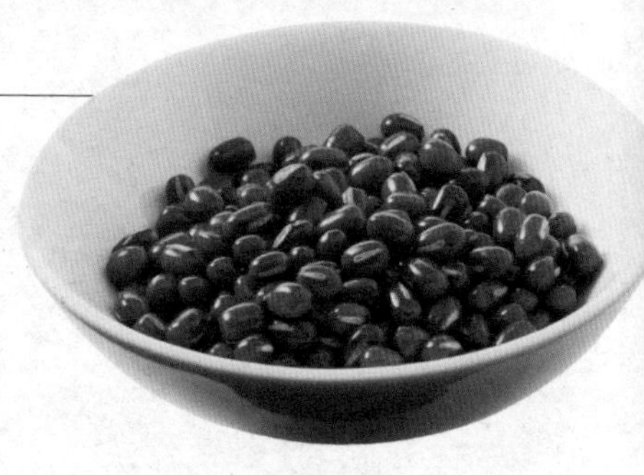

除了含有抗氧化作用强的皂苷及花青素外，红豆还含有丰富的B族维生素、维生素E，以及钙、镁等，营养非常均衡。红豆的涩味源自其中的皂苷，煮红豆的水不要倒掉，一起喝下去效果更好。

拥有三大**抗氧化物质**的宝物

芦笋

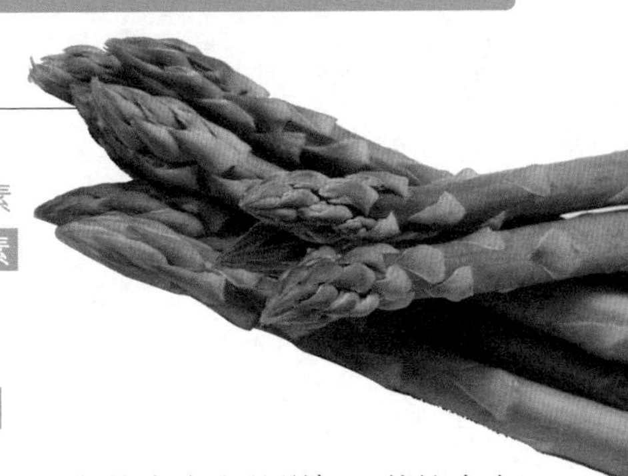

促进新陈代谢，消除疲劳

对这些癌症有效
●恶性淋巴瘤 ▲对其他癌症也有效

明星营养素

β-胡萝卜素

维生素C

维生素E

天门冬氨酸

预防、抑制癌症最重要的一点是要避免体内自由基增加。芦笋含有抗氧化作用极佳的β-胡萝卜素、维生素C、维生素E。此外，芦笋还含有丰富的天门冬氨酸，具有消除疲劳的功效。

富含**β-胡萝卜素**，防癌效果佳

毛豆

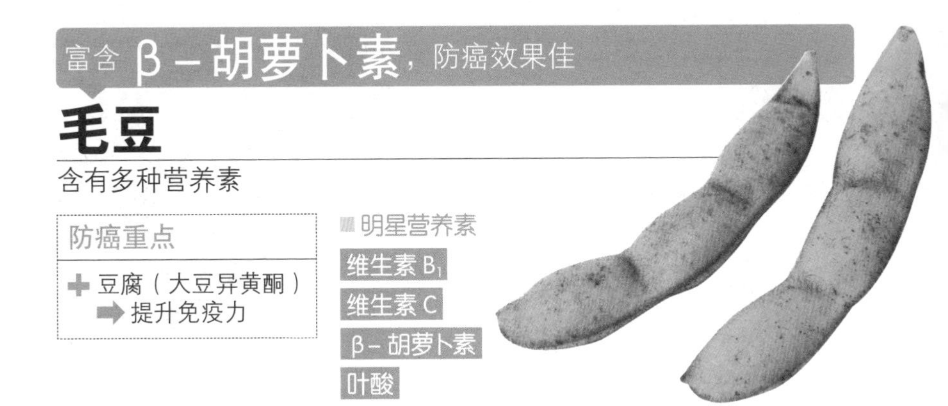

含有多种营养素

防癌重点
✚豆腐（大豆异黄酮） ➡提升免疫力

明星营养素

维生素B_1

维生素C

β-胡萝卜素

叶酸

毛豆的营养价值非常高。毛豆虽然不含大豆异黄酮，但其所含的营养素比干黄豆多！其中的β-胡萝卜素、维生素B_1、叶酸、铁等含量是豆类蔬菜中最高的。此外，毛豆中还有很多抗氧化作用很强的维生素C。（※烹饪时请慎加盐分，尤其市面上的即食毛豆多半含有很多盐分，禁止食用！）

富含抑制癌细胞生长的β－葡聚糖

金针菇

有助于活化免疫细胞

防癌重点
＋天门冬氨酸（维生素E）➡增强抗氧化作用

■明星营养素

维生素B_1

β－葡聚糖

烟碱酸

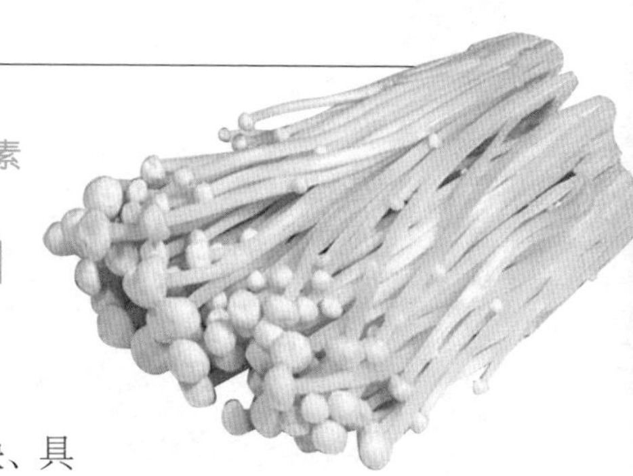

金针菇含有能量代谢中不可或缺、具有消除疲劳功效的维生素B_1，也含有能促进血液循环的烟碱酸。此外，它还含有β－葡聚糖、膳食纤维等，β－葡聚糖能有效活化免疫细胞，膳食纤维有助于减少胆固醇，排除肠道中的有害物质，改善肠道环境。

富含能保护黏膜的黏稠成分

秋葵

黏滑的黏液素，有助于保护胃黏膜

防癌重点
＋纳豆（含纳豆激酶）➡提升免疫力

■明星营养素

黏液素

果胶

钾

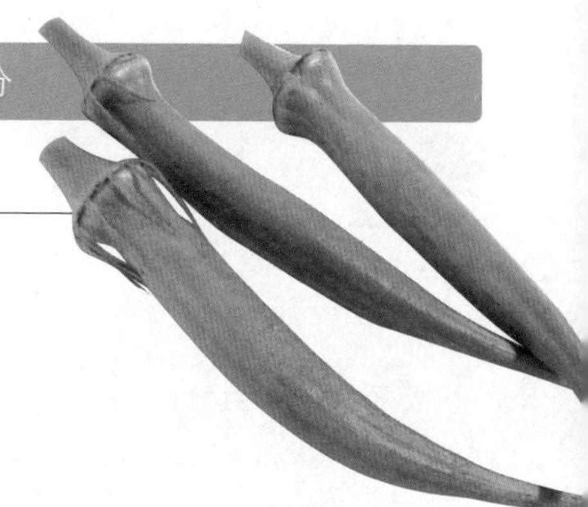

秋葵含有丰富的黏液素、果胶、钾等成分。黏液素具有保护胃黏膜的作用；果胶是一种膳食纤维，有助于排除肠道内的有害物质；钾有助于排出体内过多的钠。因此，秋葵的营养价值很高。

就连叶子也含丰富的营养素

芜菁

有消化酶，能恢复肠道活力

对这些癌症有效
●大肠癌 ▲对其他癌症也有效

明星营养素

- 维生素C
- β-胡萝卜素
- 异硫氰酸酯

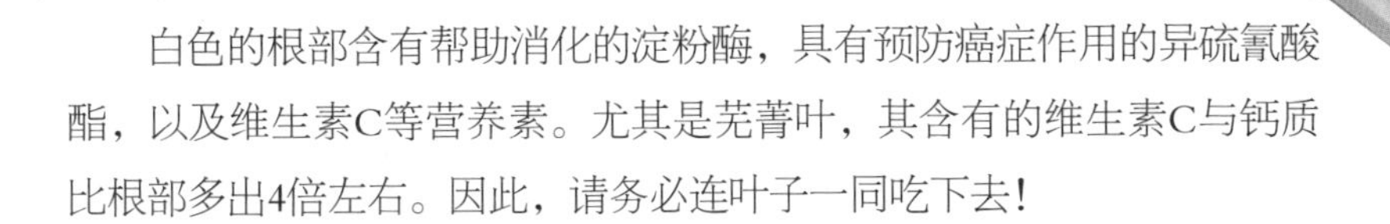

白色的根部含有帮助消化的淀粉酶，具有预防癌症作用的异硫氰酸酯，以及维生素C等营养素。尤其是芜菁叶，其含有的维生素C与钙质比根部多出4倍左右。因此，请务必连叶子一同吃下去！

改善肠道环境，提升免疫力

南瓜

β-胡萝卜素具有很强的防癌效果

对这些癌症有效
●肺癌 ●食管癌 ▲对其他癌症也有效

明星营养素

- β-胡萝卜素
- 硒
- 维生素C
- 维生素E

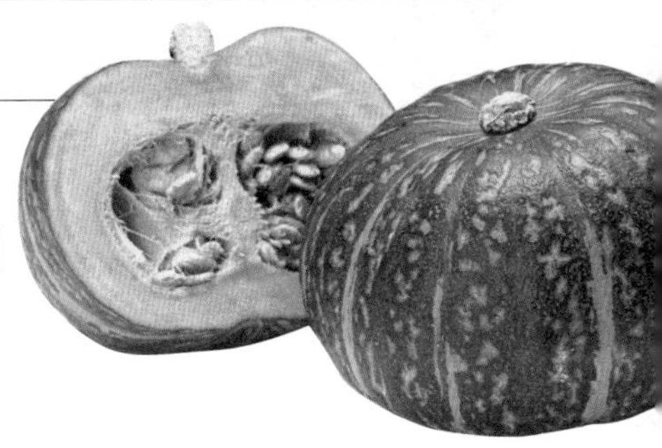

新鲜的南瓜瓤含有丰富的抗氧化作用很强的β-胡萝卜素。此外，南瓜也含有能够有效抑制癌症的维生素C、维生素E，以及其他具有防癌效果的营养素，如酚、硒等。同时，南瓜对于排除肠道中的有害物质、提升免疫力有不错的效果。

提升肝脏功能，抑制癌细胞生长

花椰菜

丰富的膳食纤维具有整肠作用

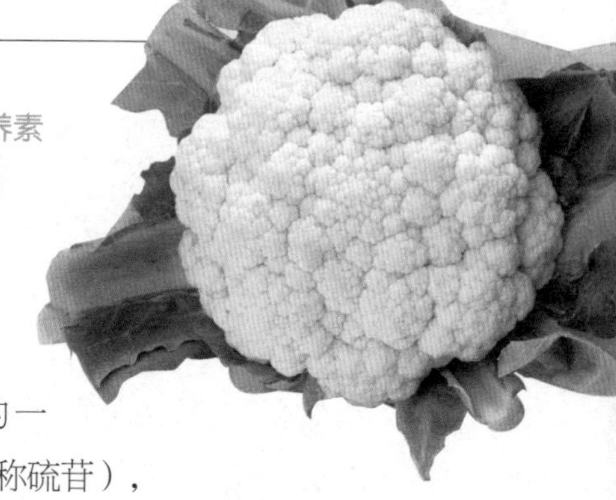

对这些癌症有效

- 食管癌
- 大肠癌
- 乳腺癌
- 肝癌
- 胃癌

▲对其他癌症也有效

明星营养素

维生素C

硫苷

花椰菜身为十字花科蔬菜的一员，含有丰富的硫化葡萄糖苷（简称硫苷），这种物质具有强解毒作用，能提升肝脏功能。要格外注意的是，花椰菜里的维生素C遇热容易流失，因此想要补充维生素C时，建议多摄取其他食材。

天天吃卷心菜，向癌症说拜拜

卷心菜

菜心富含维生素 C，请一起食用

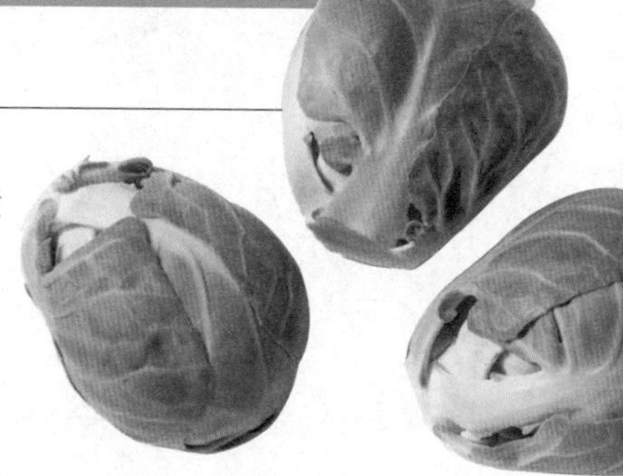

对这些癌症有效

- 食管癌
- 乳腺癌
- 大肠癌
- 胃癌
- 肝癌
- 肺癌
- 膀胱癌

▲对其他癌症也有效

明星营养素

维生素C

维生素U

异硫氰酸酯

卷心菜在“防癌食物金字塔”中的地位仅次于大蒜，其所含的异硫氰酸酯可抑制癌细胞生长。其中丰富的维生素U与维生素C具有保护胃黏膜的作用。

然而，卷心菜中的维生素C会因加热而减半，所以卷心菜最好冲洗干净后直接生食，或榨成汁饮用，这样防癌效果会更好。

调节体内的**无机盐平衡**

黄瓜

葫芦素 C 具有防癌作用

防癌重点
✚ 章鱼（含有丰富的钾）➡ 预防动脉硬化

■ 明星营养素

钾

维生素 C

乍看之下，黄瓜不像是特别有营养的蔬菜，但它其实富含钾，能够促使体内多余的钠排出；也含有维生素C等营养成分。带有苦味的深绿色外皮含有葫芦素C，它已被证实具有防癌的效果。黄瓜中的水分很多，所以它很适合榨成汁饮用。

含非水溶性膳食纤维，**能有效治疗大肠癌**

豌豆

补充人体不可或缺的维生素 B_1

对这些癌症有效
●乳腺癌 ●前列腺癌 ▲对其他癌症也有效

■ 明星营养素

维生素 B_1

非水溶性膳食纤维

豌豆含有大量的非水溶性膳食纤维，这种物质能促进肠道蠕动，有助于排便，因此豌豆有助于排除肠道内的有害物质，改善肠内环境，能够有效预防大肠癌。此外，豌豆还含有丰富的维生素B_1，这种物质有助于糖的分解代谢。

花青素和皂苷，发挥双重防癌效果

黑豆

含有很多多酚

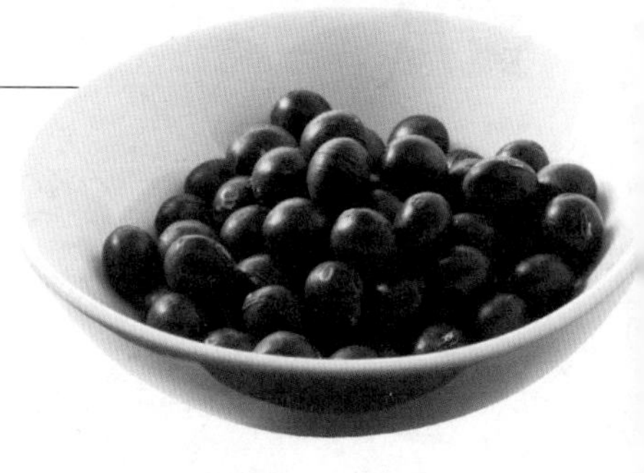

对这些癌症有效
●乳腺癌 ●肝癌 ●前列腺癌 ▲对其他癌症也有效

■ 明星营养素

花青素

皂苷

植酸

黑豆的外皮中有黄豆所缺乏的一种营养素，即被称为花青素的多酚。花青素与皂苷一起协同作用，抗氧化效果卓著！此外，黑豆还含有防癌作用的植酸，以及能有效预防大肠癌的膳食纤维。

富含植化素的大宝库

羽衣甘蓝

富含褪黑素，其抗氧化作用比维生素 E 强

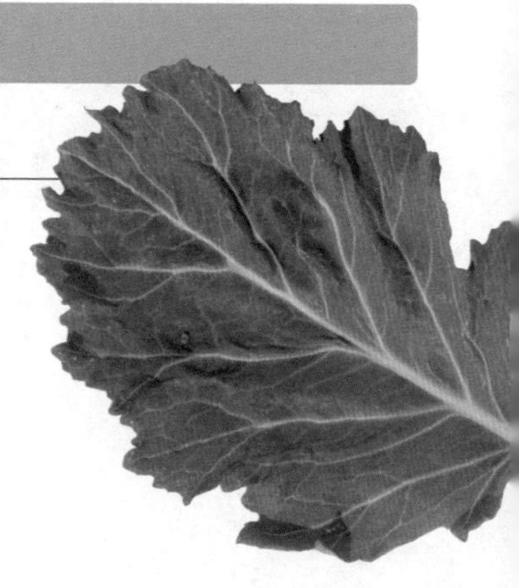

对这些癌症有效
●恶性淋巴瘤 ▲对其他癌症也有效

■ 明星营养素

异硫氰酸酯

褪黑素

β－胡萝卜素

羽衣甘蓝的营养价值不容小觑，因此经常用它做青汁。羽衣甘蓝含有丰富的异硫氰酸酯、褪黑素等防癌作用很强的植化素，所以建议大家多多摄取，尤其是实行济阳式饮食疗法的人。

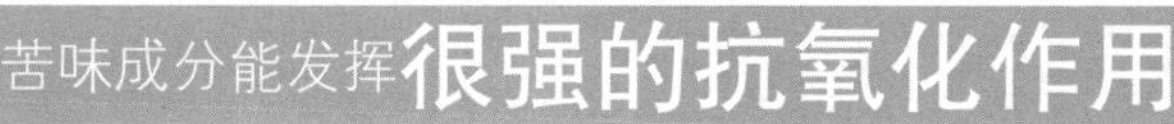

苦味成分能发挥很强的抗氧化作用

苦瓜

含有丰富的维生素 C，是抗氧化高手

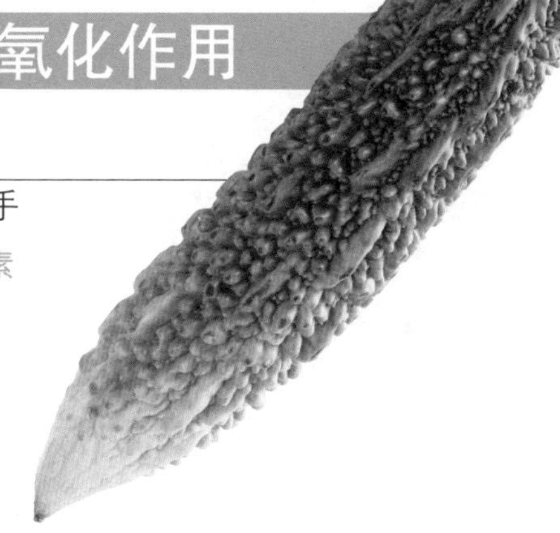

防癌重点
✚ 大蒜（富含大蒜素） ➡ 免疫力加倍

■ 明星营养素

- 葫芦素
- 苦瓜蛋白
- 苦瓜素

苦瓜富含苦瓜蛋白与苦瓜素等营养素，能够有效抑制自由基、活化免疫细胞。值得注意的是，苦瓜中的维生素C具有遇热也不会被破坏的特性，因此苦瓜除了焯烫凉拌外，也非常适合炒后食用。

富含能调整肠道环境的膳食纤维

牛蒡

清洁肠道，预防大肠癌

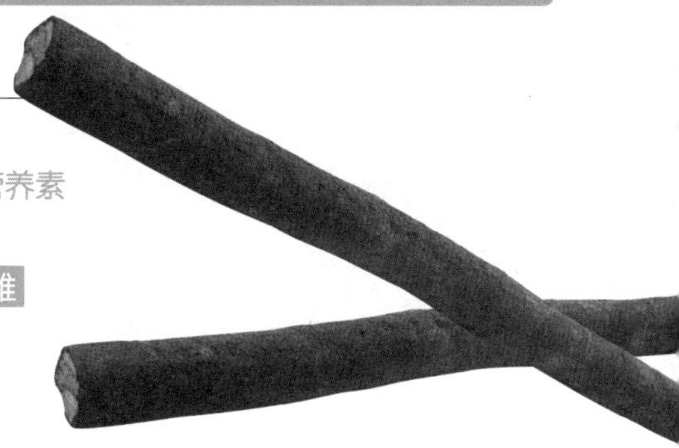

对这些癌症有效
● 大肠癌 ▲ 对其他癌症也有效

■ 明星营养素

- 木质素
- 菊苣纤维
- 硒
- 多酚

牛蒡含有丰富的纤维素及木质素，这些难以被肠胃消化和吸收的膳食纤维有消除便秘、整肠的保健效果。

牛蒡中特有的水溶性纤维——菊苣纤维（又称菊糖），不仅能促进消化，还能有效活化以白细胞为主的免疫细胞，进而抑制癌细胞生长。

拥有抗氧化作用非常强的成分

芝麻

强化肝功能，预防癌症

对这些癌症有效
●肝癌 ▲对其他癌症也有效

■明星营养素

芝麻素

亚油酸

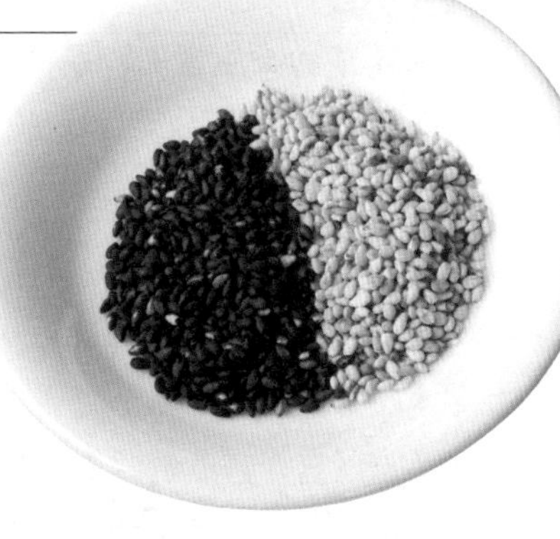

芝麻素不仅有非常强的抗氧化作用，还能强化肝功能，抑制肝癌的发生。

此外，芝麻中的亚油酸是人体必需脂肪酸。

双重功效，可预防癌症及动脉硬化

小松菜

可榨汁，烹饪超方便

防癌重点
✚加油烹饪 ➡提升 β－胡萝卜素的吸收率

■明星营养素

硫苷

谷胱甘肽

β－胡萝卜素

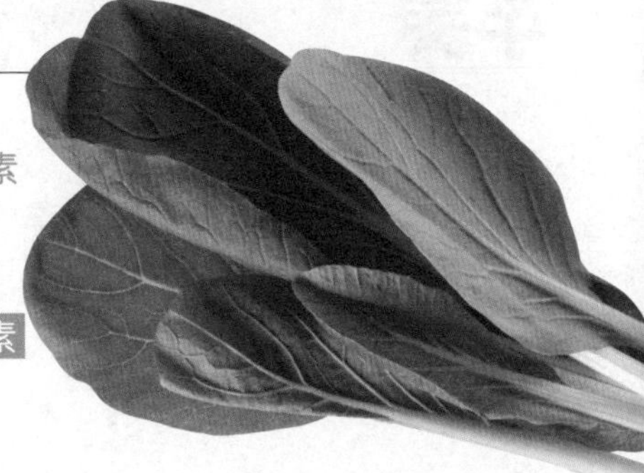

小松菜虽然含有硫苷与谷胱甘肽等抗氧化成分，但没有令人讨厌的苦涩味，因此很适合榨成汁饮用，搭配其他蔬果食用也很合适，味道非常好，建议多摄取。

同时摄取维生素C＆膳食纤维

番薯

其中的维生素 C 即使经过加热也不会被破坏

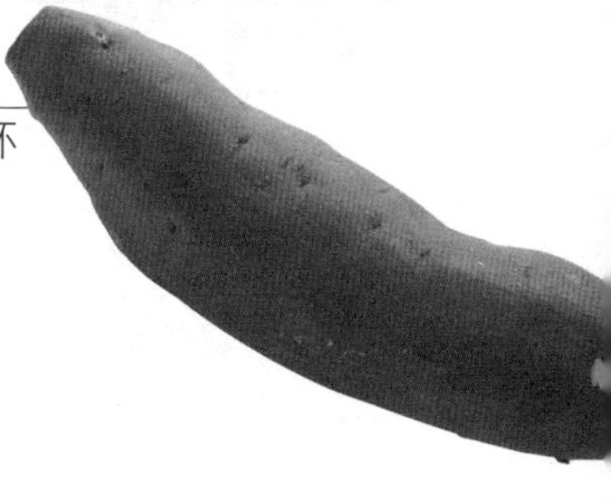

防癌重点
＋酸奶（乳酸菌）➡整肠作用升级

明星营养素

- 维生素 C
- β-胡萝卜素
- 绿原酸
- 膳食纤维

番薯含有丰富的膳食纤维及维生素C。其维生素C含量很高，足以和葡萄柚等柑橘类水果匹敌，而且因为淀粉的保护作用，即使经过加热，维生素C也几乎不会被破坏。推荐连皮一起吃，因为番薯皮中含有大量能够抑制自由基的绿原酸。

低热量、营养丰富，可提高免疫力

芋头

黏滑成分，能保护胃黏膜

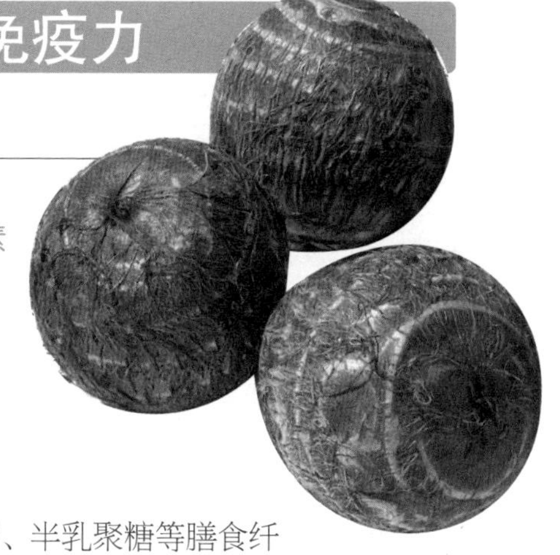

防癌重点
＋黄绿色蔬菜（维生素E、钾）➡排出多余盐分

明星营养素

- 甘露聚糖
- 黏液素
- 半乳聚糖

芋头因为含有甘露聚糖、黏液素、半乳聚糖等膳食纤维，拥有独特的黏稠感。其中的甘露聚糖能有效保护胃黏膜，并能预防便秘、降低胆固醇水平。此外，芋头还含有维生素B_1、钾、镁、铁、锌等营养素。

营养价值高的**防癌蔬菜**

红莴苣

其胡萝卜素含量比一般莴苣多10倍

防癌重点
➕柠檬（维生素C） ➡抗氧化效果更好

■明星营养素

胡萝卜素

维生素C

维生素E

钾

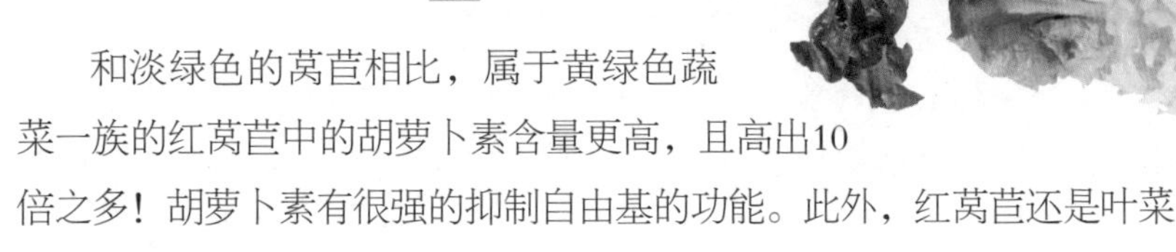

和淡绿色的莴苣相比，属于黄绿色蔬菜一族的红莴苣中的胡萝卜素含量更高，且高出10倍之多！胡萝卜素有很强的抑制自由基的功能。此外，红莴苣还是叶菜类中少数富含维生素E的蔬菜。

富含**β-葡聚糖**，能提升免疫力

香菇

富含维生素D，能促进钙的吸收

防癌重点
➕加螃蟹、虾（蛋白质、维生素B_1） ➡有助于消除疲劳

■明星营养素

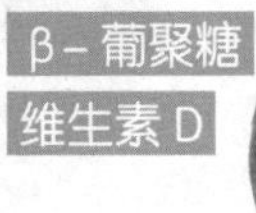

β-葡聚糖

维生素D

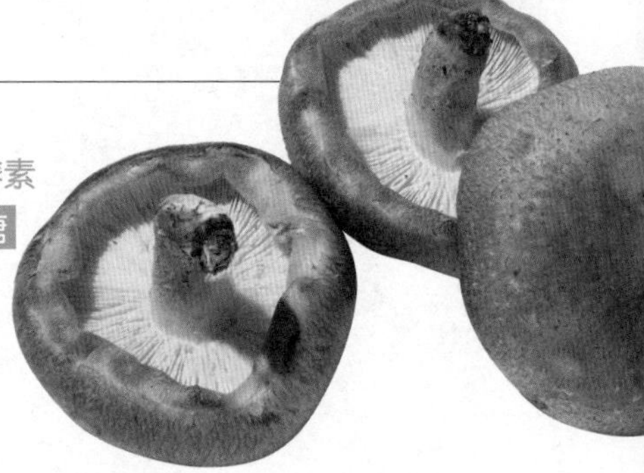

菇类的防癌效果主要来自其中的β-葡聚糖，β-葡聚糖不但可以促进巨噬细胞等免疫细胞增殖，还能提升免疫力，有效抑制癌细胞的生长。

菇类中原木香菇的营养最为丰富。经过天然日晒干燥的香菇还含有大量的维生素D，这种物质能促进钙的吸收。

香气成分具有**抗氧化、杀菌作用**

紫苏

增进食欲，β－胡萝卜素含量高

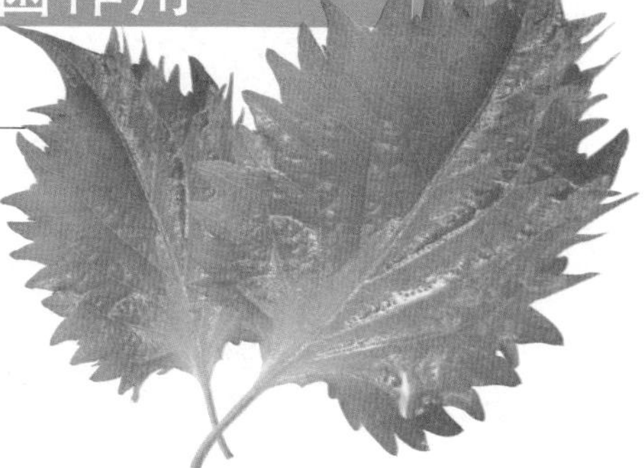

防癌重点
✚青背鱼（优质 EPA、DHA） ➡防癌效果加倍

明星营养素

萜烯

β－胡萝卜素

紫苏醛

紫苏可分为绿色的青紫苏与偏暗紫色的红紫苏两种，不管哪一种都有杀菌的效果。

紫苏中的紫苏醛是其浓郁香气的来源，它除了可以增进食欲、促进胃液分泌外，还有很强的抗氧化作用；紫苏中的萜烯有抑制癌细胞生长的作用。此外，紫苏还含有丰富的无机盐和β－胡萝卜素，其中β－胡萝卜素含量在蔬菜中名列前茅。

含有**抑制癌细胞生长**的维生素C与钾

马铃薯

转化成人体所需能量，连皮吃更好

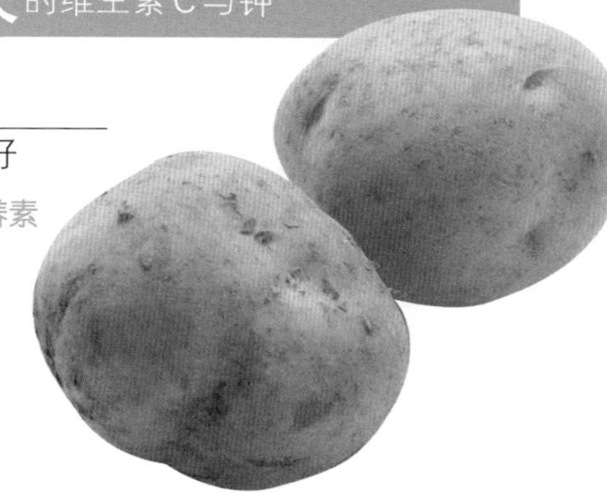

对这些癌症有效
●白血病 ▲对其他癌症也有效

明星营养素

维生素C

钾

绿原酸

马铃薯是很健康的食材，由于含有丰富的糖类，十分适合作为主食。它含有大量有助于预防或控制癌症的维生素C，以及能够促进盐分排出、降低血压的钾成分。马铃薯中的维生素C因为受到淀粉的保护，即使长时间蒸煮也不容易被破坏。此外，马铃薯的外皮中有能够抑制自由基的绿原酸。

富含B族维生素，可调节体内**无机盐平衡**

茼蒿

不要烹饪过度，以免维生素 C 流失

防癌重点
✚ 加油烹饪 ➡ 提升胡萝卜素的吸收率

■ 明星营养素

- B 族维生素
- 维生素 C
- 胡萝卜素

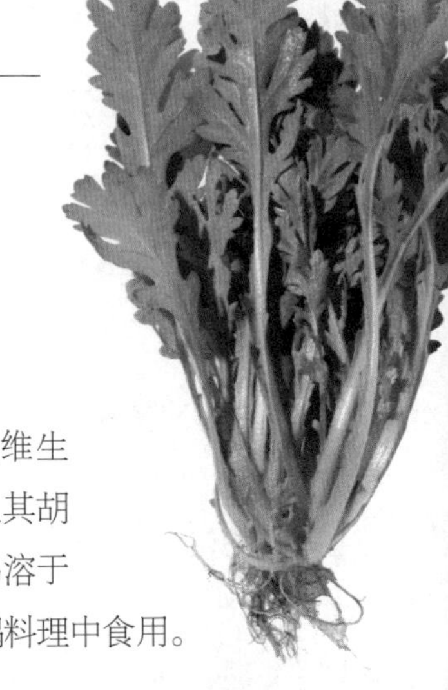

属于黄绿色蔬菜的茼蒿含有丰富的B族维生素、维生素C及有抗氧化作用的胡萝卜素，且其胡萝卜素含量高于菠菜。由于其含有的维生素易溶于水，建议将茼蒿快速焯烫后凉拌，或加入火锅料理中食用。

香气成分**具有防癌功效**

芹菜

吃苦就是吃补！轻微的苦味，有健胃效果

防癌重点
✚ 卷心菜（异硫氰酸酯） ➡ 防癌效果加倍

■ 明星营养素

- 维生素 C
- 胡萝卜素
- 吡嗪
- 芹菜苷

芹菜特有的香气来源于其中的芹菜苷与吡嗪，芹菜苷可以增进食欲，吡嗪能预防动脉硬化。芹菜还含有丰富的胡萝卜素与维生素C，可以预防癌症，尤其是深绿色部分的胡萝卜素含量是白色部分的2倍。

芹菜由于味道清爽，适合多种烹饪方式，将它打成蔬果汁饮用也是不错的选择！

微微的辣味，有**很强的抗氧化作用**

白萝卜

促进消化的酶都聚集在根部

对这些癌症有效
●胰腺癌 ▲对其他癌症也有效

明星营养素

异硫氰酸酯

氧化酶

胡萝卜素

白萝卜根部富含淀粉酶，它是帮助消化的重要成分。而白萝卜中的氧化酶可有效去除烤焦的鱼肉中的致癌物质。白萝卜的辛辣味道来源于异硫氰酸酯，这种物质既可杀菌，又能抗氧化，可以提升肝脏的解毒功能，达到防癌的效果。

生鱼片搭配白萝卜丝，或烤鱼料理搭配萝卜泥，都是有效摄取营养的吃法。

大豆异黄酮能**预防激素异常引发的癌症**

黄豆

素有“田中之肉”的美称，富含优质蛋白质

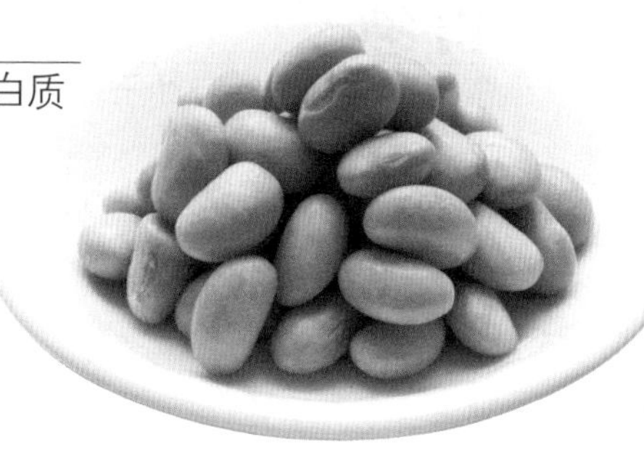

对这些癌症有效
●前列腺癌 ●乳腺癌 ▲对其他癌症也有效

明星营养素

大豆异黄酮

皂苷

维生素 E

B 族维生素

黄豆位居“防癌食物金字塔”最顶层，其所含的大豆异黄酮具有抑制激素的作用，能有效预防前列腺癌、乳腺癌等。

大豆中的皂苷也有抗氧化及提升免疫力的作用。此外，大豆还含有多种维生素及无机盐，因此它是营养齐全的植物性食物。

促进代谢的B族维生素

黄豆芽

便宜、热量低，但营养全面

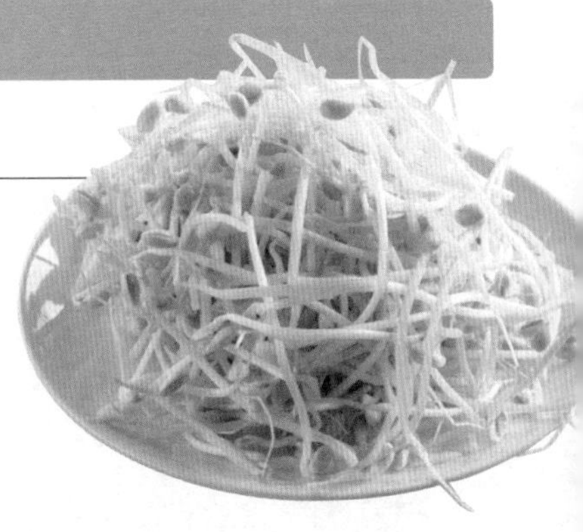

防癌重点
✚ 白肉鱼（优质蛋白质）➡ 为免疫细胞补充营养

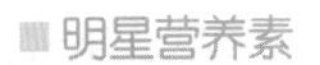

■明星营养素

维生素C

天门冬氨酸

膳食纤维

黄豆发芽之后，其所含蛋白质的利用率比黄豆更高。此外，黄豆芽中还多了黄豆种子期几乎不存在的维生素C与天门冬氨酸，且黄豆芽的营养价值高于一般绿豆芽。

黄豆的发芽过程中会产生消化酶——淀粉酶，淀粉酶可以促进淀粉的分解，进而减轻肠胃的负担。

丰富的钾有助于排出体内多余的盐分

竹笋

富含膳食纤维，有助于预防大肠癌

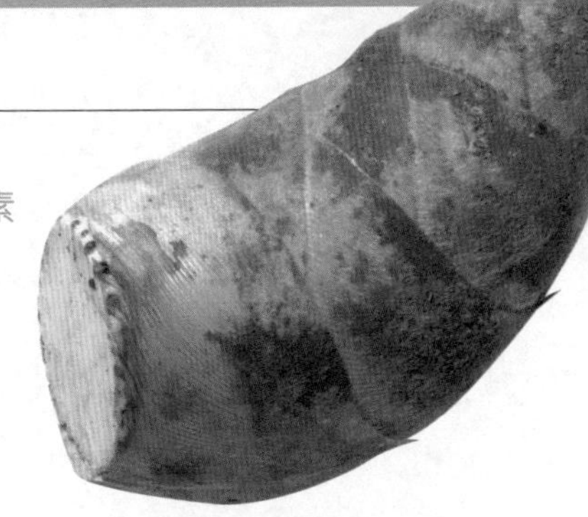

对这些癌症有效
●大肠癌 ●胰腺癌 ▲对其他癌症也有效

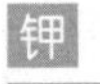

■明星营养素

钾

膳食纤维

虽然济阳式饮食疗法特别强调控制盐分，但我们在日常生活中，还是难免会摄取过多的盐分。为了促进盐分排出体外，必须积极摄取富含钾成分的食材，而竹笋就是其中之一。此外，竹笋富含膳食纤维，能有效预防大肠癌。

活化自然杀伤细胞，预防癌症

洋葱

大蒜素遇热易被破坏，生食效果佳

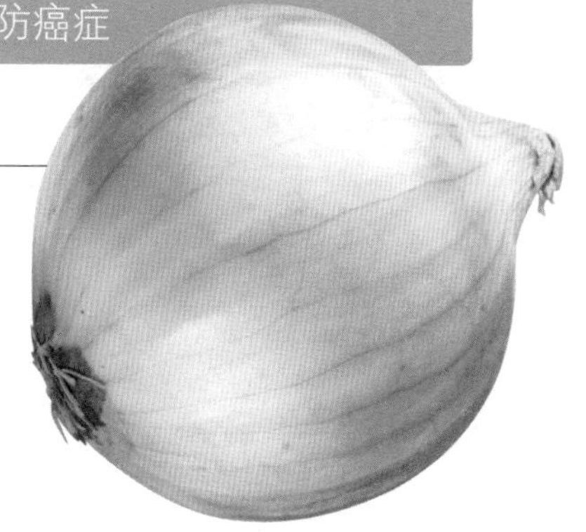

防癌重点
＋西红柿（类胡萝卜素）➡防癌效果好

明星营养素

大蒜素

槲皮素

洋葱含有特殊的营养物质——槲皮素，这种物质能抑制癌细胞活性，阻止癌细胞生长。洋葱被切开时会发出刺激的呛味，该气味来源于大蒜素，它不仅可以和维生素B_1结合，促进柠檬酸循环，发挥防癌作用，还能活化自然杀伤细胞（NK细胞），有效抵抗体内异物或癌细胞发动的攻击。

含有多种营养素

上海青

富含 β－胡萝卜素，能中和自由基

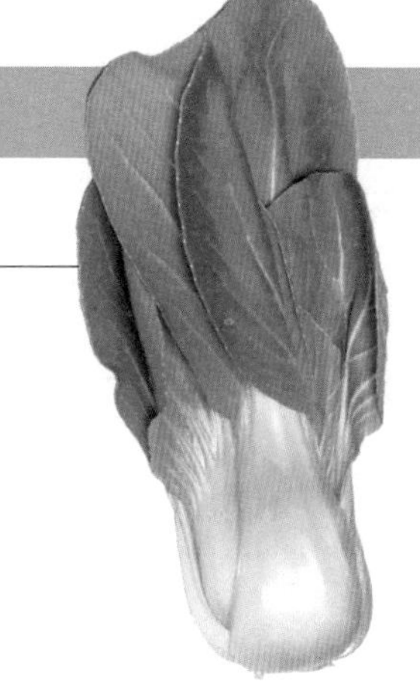

防癌重点
＋西蓝花（β－胡萝卜素）➡抗氧化作用强

明星营养素

β－胡萝卜素

维生素 C

钙

上海青几乎不具特殊气味，可和任何料理搭配，又称为汤匙菜。身为十字花科蔬菜的一员，上海青含有丰富的β－胡萝卜素、维生素C、钙及其他多种无机盐。和油一同食用的话，胡萝卜素的吸收率较高，因此建议上海青用大火快炒，这样还可以减少维生素C的流失。

富含膳食纤维，能有效预防大肠癌

玉米

减少脂肪吸收，刺激肠蠕动

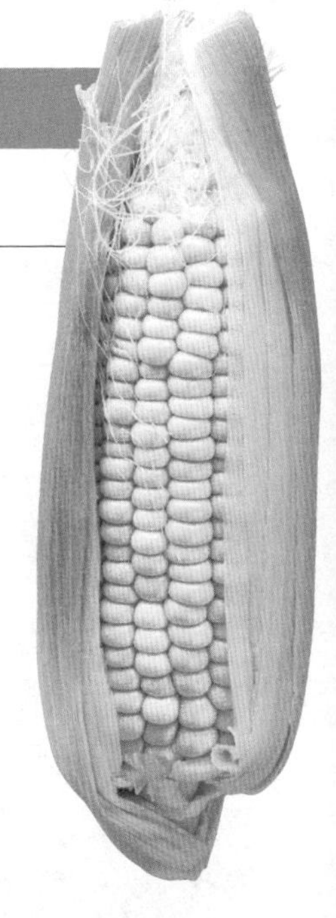

对这些癌症有效
●大肠癌 ●肝癌 ▲对其他癌症也有效

明星营养素

隐黄素

叶黄素

玉米黄质

玉米中的隐黄素、玉米黄质、叶黄素都有很强的抗氧化作用，其中玉米黄质有抑制肝癌的作用。

此外，玉米还含有丰富的膳食纤维，其含量比大家熟知的高纤食物番薯还要高。膳食纤维可以抑制脂肪的吸收，预防大肠癌。

富含番茄红素，防癌效果显著

西红柿

和糙米、黄豆、洋葱一起吃更有效

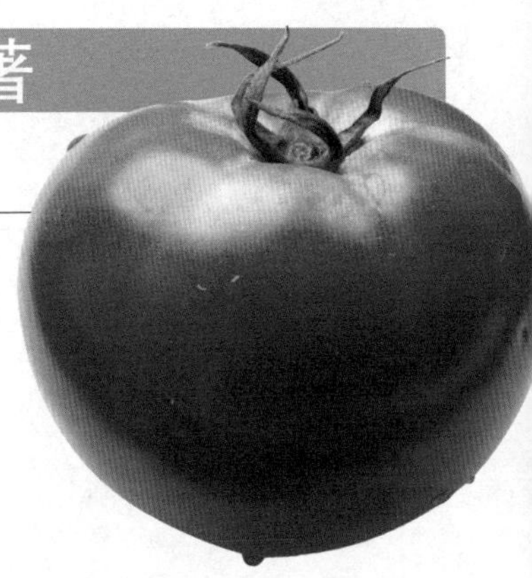

对这些癌症有效
●大肠癌 ●胃癌 ▲对其他癌症也有效

明星营养素

番茄红素

β-胡萝卜素

维生素C

维生素E

西红柿中的番茄红素可说是防癌物质的代表之一！番茄红素是一种类胡萝卜素，其消除自由基的能力比β-胡萝卜素强很多。此外，西红柿还含有丰富的β-胡萝卜素、维生素C、维生素E，这些物质都有很强的抗氧化作用。如果想更有效地摄取营养，建议将西红柿榨成蔬果汁饮用。

含有强抗氧化作用的色素茄苷

茄子

连皮一起食用，防癌效果更好

防癌重点
✚ 胡萝卜（β－胡萝卜素） ➡ 有效抑制癌细胞

■明星营养素

色素茄苷

绿原酸

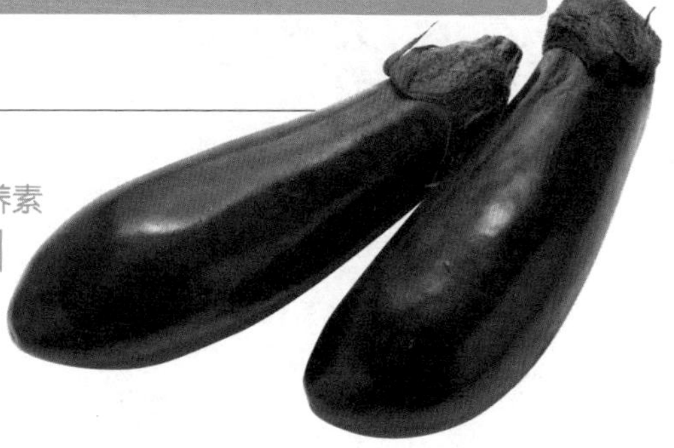

茄子的紫色来源于一种叫作色素茄苷的多酚，它不仅具有清除自由基的作用，还能抑制癌细胞、降低胆固醇水平。此外，茄子还富含拥有防癌效果的绿原酸。

以上两种营养素都存在于茄子的紫色外皮里，因此建议茄子连皮一起食用！

少量摄取，营养多多

坚果

务必挑选无盐的产品

防癌重点
✚ 乌贼、章鱼（动物性蛋白质） ➡ 营养更均衡

■明星营养素

β－胡萝卜素

钙

维生素 B_1

维生素 E

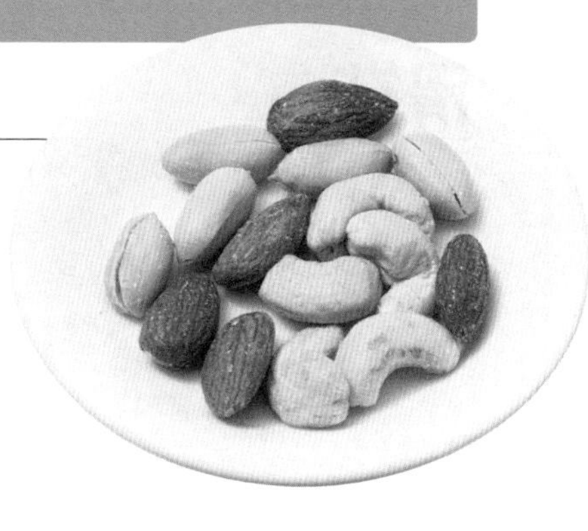

坚果不仅富含维生素B_1、钾、钙、镁等大量营养素，而且富含蛋白质、不饱和脂肪酸与糖类。其中，杏仁富含有很强的抗氧化作用的维生素E；银杏、核桃则含有能防治癌症的β－胡萝卜素。请记得选择零添加的原味坚果！

抑制癌症就靠时令蔬菜

油菜花

均衡的维生素、无机盐，营养出众

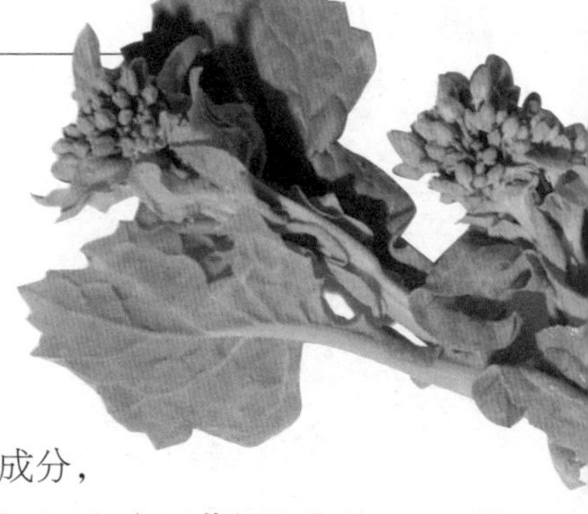

对这些癌症有效
●大肠癌 ▲对其他癌症也有效

■明星营养素

β-胡萝卜素

维生素C

钙

钾

初春盛产的油菜花含有很多营养成分，除了钙含量可以跟小松菜匹敌，钾含量可以与帝王菜相抗衡外，β-胡萝卜素及维生素C的含量也很丰富。通过食用油菜花可以均衡摄取到所需的无机盐与维生素，有效消除自由基，防癌。

有了黏液素，肠道好干净

滑菇

富含 β-葡聚糖，防癌效果佳

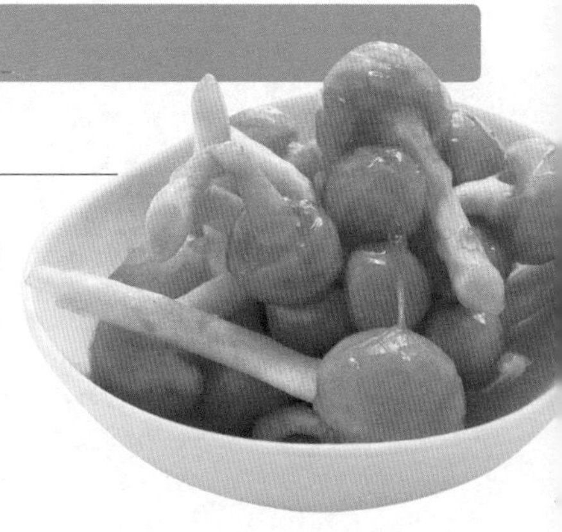

防癌重点
➕黄豆 ➡增加蛋白质的摄取量

■明星营养素

β-葡聚糖

黏液素

滑菇又称为珍珠菇，其产生黏滑口感的黏液素不仅有助于分解并吸收蛋白质，减轻胃部与肝脏的负担，还能促进排便、调整肠道环境。另外，滑菇也和其他菇类一样，含有丰富的具防癌效果的β-葡聚糖。由于口感清爽、滑脆，滑菇很适合运用在各种料理中。

提高免疫力

韭菜

珍贵的维生素 E，从这里摄取

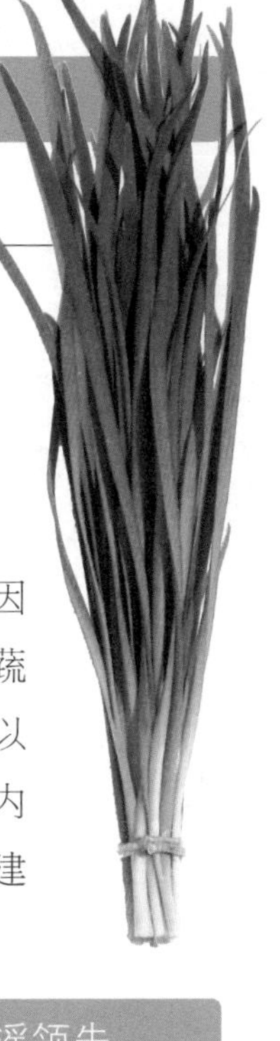

防癌重点
＋鸡肝 ➡促进铁质吸收

明星营养素

蒜氨酸

β－胡萝卜素

维生素 E

韭菜中含有蒜氨酸，这种物质可以转变为大蒜素，因此韭菜有防癌及增强免疫力的功效。另外，韭菜也含有蔬菜里很少见的维生素E，可以预防不饱和脂肪酸氧化，可以说它是相当宝贵的食材。用油烹调后β－胡萝卜素在人体内的吸收效率会提高，故为了摄取韭菜中的β－胡萝卜素，建议将韭菜热炒后食用。

相较于其他蔬菜，其β－胡萝卜素含量遥遥领先

胡萝卜

济阳式饮食疗法的基础——每天饮用胡萝卜汁

对这些癌症有效
●白血病 ▲对其他癌症也有效

明星营养素

β－胡萝卜素

钙

钾

位居“防癌食物金字塔”顶端的胡萝卜含有很多可以抑制自由基的β－胡萝卜素，其含量远远超过其他黄绿色蔬菜。此外，胡萝卜还含有丰富的钾与钙。在实行济阳式饮食疗法时，建议多摄取胡萝卜，它非常适合榨成蔬果汁饮用。

具有**活化免疫细胞**的功效

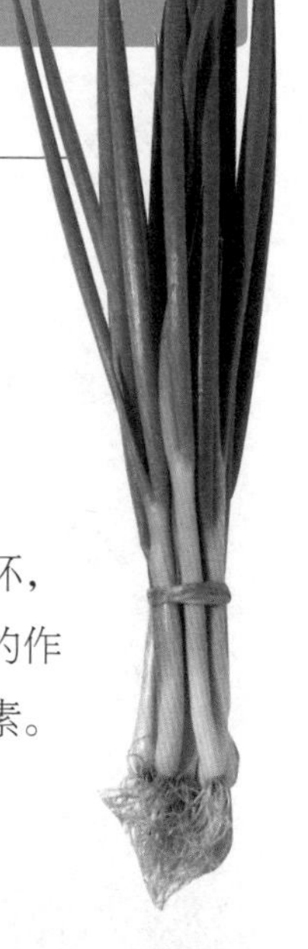

葱

含有丰富的大蒜素

防癌重点
✚ 螃蟹（维生素 B_1） ➡ 有助于消除疲劳

■ 明星营养素

大蒜素

β-胡萝卜素

维生素 C

葱含有丰富的大蒜素，这种物质不仅能促进血液循环，还能活化自然杀伤细胞（NK细胞），发挥抑制癌细胞的作用。葱白部分富含维生素C，绿叶部分则富含β-胡萝卜素。

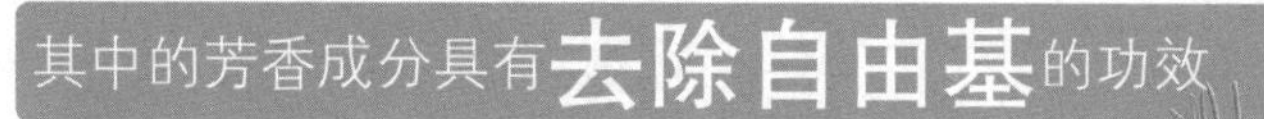

其中的芳香成分具有**去除自由基**的功效

香草类

防癌的秘密就在这 6 种香草里

防癌重点
●能遏制 70%的细胞发生突变

■ 明星营养素

萜烯

美国国家癌症研究所的研究显示，荷兰芹、披萨草、百里香、迷迭香、鼠尾草、薄荷都有很强的防癌作用。

它们有防癌的作用是因为含有会发出芳香气味的萜烯，这种物质可以抑制体内致癌的环氧化酶-2。建议烹饪时多运用香草类，它们不仅能增添宜人的香味，还能促进食欲。

将多余盐分排出体外

白菜

结合其他蔬果食用，营养更均衡

防癌重点
＋杏仁（维生素E）➡强化防癌效果

明星营养素

- 钾
- β-胡萝卜素
- 维生素K

济阳式饮食疗法的基本原则是尽可能减少盐分的摄取。白菜含有丰富的钾，可以促进体内多余盐分的排出。如果白菜能搭配具有消化酶的萝卜或富含维生素C的食物（柑橘类水果等）一起食用，其营养的吸收率会更高。

增强身体的抗氧化能力，对抗自由基

香菜

排毒效果不容小觑

防癌重点
＋花生（维生素E）➡抗氧化力加倍

明星营养素

- 维生素C
- 维生素B_2
- 胡萝卜素
- 钾

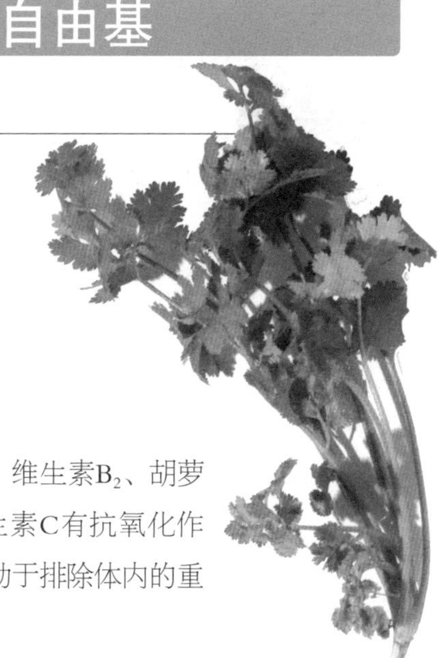

香菜，又称芫荽，含有维生素C、维生素B_2、胡萝卜素、钾等营养素。其中大量的维生素C有抗氧化作用，可以抑制癌症。此外，香菜也有助于排除体内的重金属和自由基，改善体质，远离癌症。

营养精华都在这里

荷兰芹

榨成蔬果汁，有效摄取防癌营养素

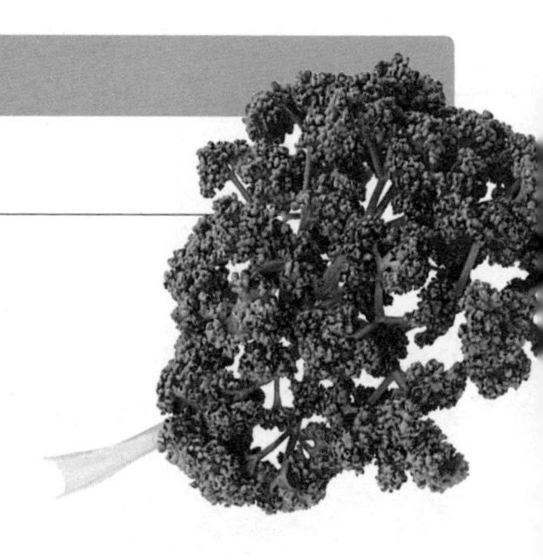

防癌重点

➕蛤蜊（牛磺酸）
➡防癌功效升级

明星营养素

β-胡萝卜素

维生素C

维生素E

B族维生素

荷兰芹又称香芹，富含可以抑制自由基、提升免疫力的三大营养素——β-胡萝卜素、维生素C、维生素E，这几种物质都有很强的抗氧化作用。

将荷兰芹切成细末后拌入汤品、炖煮料理中，或加进每天饮用的蔬果汁里，都能使人获得均衡的营养，故它是很好的食材。

抗氧化作用强，可有效抑制癌细胞

甜菜根

富含无机盐的补血圣品

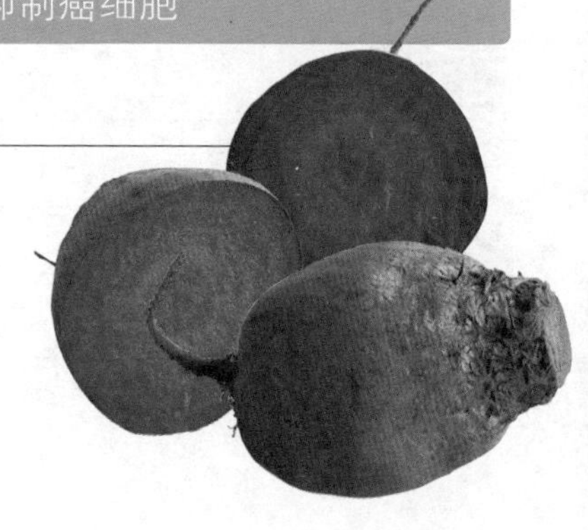

防癌重点

- 榨成汁饮用，更能有效地摄取营养素

明星营养素

维生素B_{12}

铁

烟碱酸

生物素

甜菜根中红色的甜菜红素具有很强的抗氧化作用；丰富的维生素里有烟碱酸、生物素两种成分，可以促进代谢、活化细胞；高含量的钾有利于调节体内无机盐的平衡。此外，甜菜根还含有维生素B_{12}及铁质，所以它又被称为天然补血圣品。

富含维生素C，可消除自由基

青椒

抑制癌症，效果顶呱呱

防癌重点
➕加油快炒 ➡提高β－胡萝卜素的吸收率

明星营养素

β－胡萝卜素

维生素C

维生素E

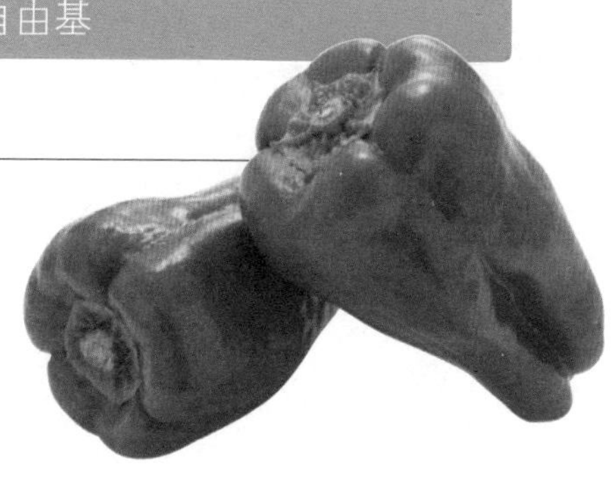

青椒含有丰富的β－胡萝卜素及维生素C、维生素E，因此有很强的抗氧化作用，能有效预防癌症。

其中的萝卜硫素可以抑制癌症

西蓝花

新芽的防癌作用很惊人

对这些癌症有效
●肝癌 ●乳腺癌 ▲对其他癌症也有效

明星营养素

萝卜硫素

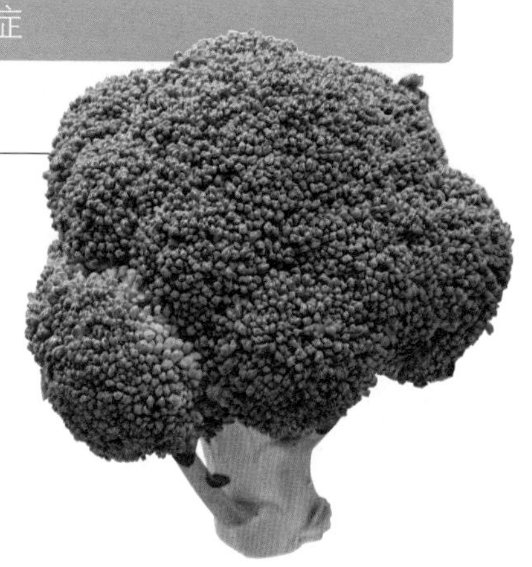

西蓝花属于十字花科蔬菜，含有具防癌作用的萝卜硫素。这种成分十分耐热，不管是焯烫还是热炒，都不会将其破坏。值得注意的是，西蓝花嫩芽中的萝卜硫素含量比成熟西蓝花高很多。

富含提升免疫力的 β－胡萝卜素，防癌效果好

菠菜

消除自由基，抗氧化

对这些癌症有效
●胃癌 ●肺癌 ●直肠癌 ●食管癌 ▲对其他癌症也有效

明星营养素

β－胡萝卜素

叶黄素

膳食纤维

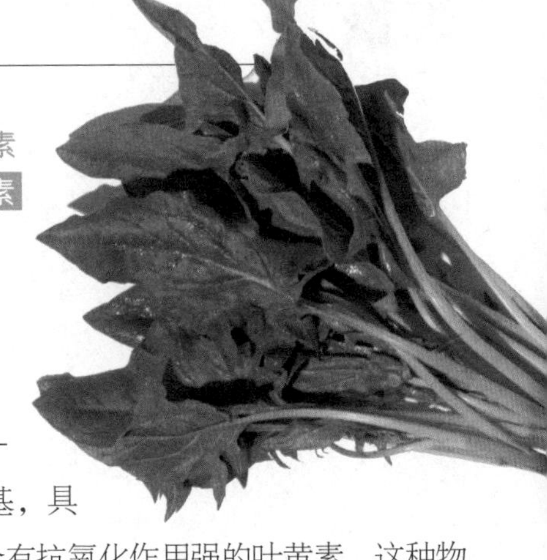

菠菜属于深绿色蔬菜，含有β－胡萝卜素，这种物质可以消除自由基，具有很强的防癌作用。此外，菠菜还含有抗氧化作用强的叶黄素，这种物质能避免健康细胞癌变，有效防治癌症。此外，菠菜中丰富的膳食纤维对肠道健康也有益。

菇类中的“抗癌天王”

舞茸

提升免疫力，预防癌症

对这些癌症有效
●乳腺癌 ●子宫癌 ●前列腺癌 ●肺癌 ▲对其他癌症也有效

明星营养素

β－葡聚糖

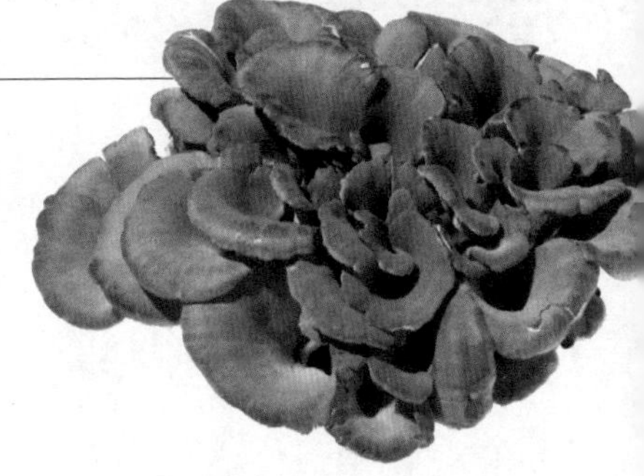

凡是菇类食物都含有防癌物质β－葡聚糖，其中以舞茸MD－fraction的防癌效果最佳！β－葡聚糖可以有效提高具吞噬能力的白细胞——巨噬细胞等免疫细胞的功效，抑制癌症。舞茸味道鲜美，适合各种料理，例如快炒、煮汤，或是当作火锅料。

富含维生素C、β－胡萝卜素，防癌效果佳

水菜

富含钙、铁等无机盐

防癌重点
●生食可以摄取到更多维生素C

明星营养素

β－胡萝卜素

维生素C

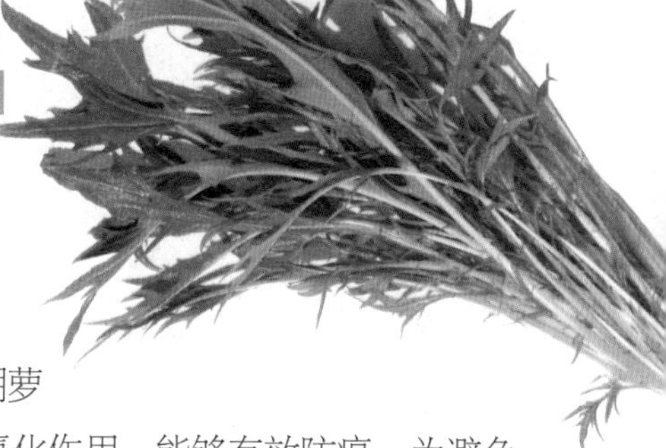

水菜属十字花科，含丰富的β－胡萝卜素与维生素C。它们皆有很强的抗氧化作用，能够有效防癌。为避免维生素C加热后受到破坏，建议将水菜做成沙拉，或加入每天的蔬果汁中食用。

含有多种植物性营养素

帝王菜

β－胡萝卜素含量高

防癌重点
●快速翻炒能够减少维生素的流失

明星营养素

β－胡萝卜素

B族维生素

维生素C

维生素E

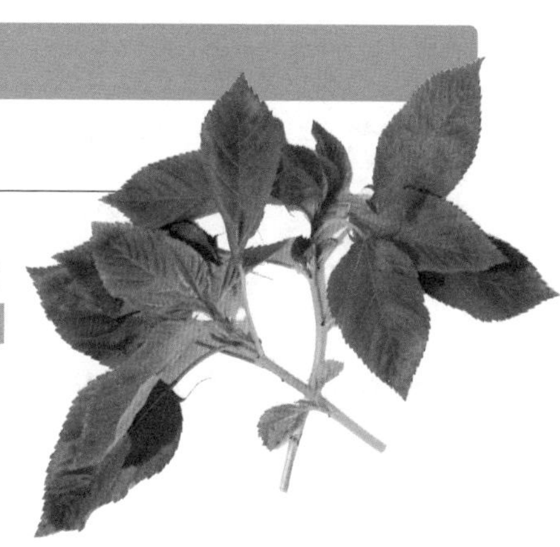

帝王菜含有多种营养素，如β－胡萝卜素、B族维生素、维生素C、维生素E等，其中以β－胡萝卜素的含量最高。这些物质都具有预防癌症的功效，故帝王菜是非常好的防癌食材。没有特殊味道、容易入口也是其魅力所在。

富含**低聚糖**，能有效提升**免疫力**

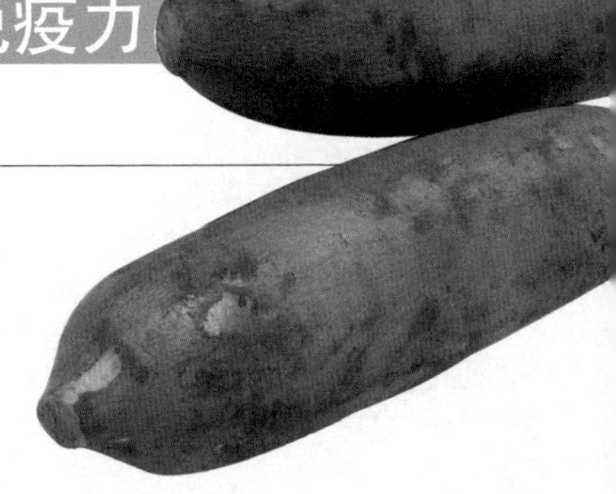

雪莲果

富含多种营养素

对这些癌症有效
●胃癌 ▲对其他癌症也有效

■明星营养素

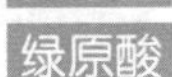

低聚糖

绿原酸

雪莲果又称“菊薯”，是一种原产自南美洲的根茎类食物。由于其中的低聚糖含量丰富，雪莲果又被称为“低聚糖之王”。低聚糖能调节肠道菌群，有效提升免疫力。

此外，雪莲果中还有镁、钙、锌等无机盐，多种人体必需氨基酸，以及具抗氧化作用的绿原酸，营养非常丰富。

含有特殊的**黏液质，防癌**的滋补品

山药

含有过氧化物酶，抗氧化作用强

防癌重点
●直接生食更能有效摄取营养素

■明星营养素

黏液质

过氧化物酶

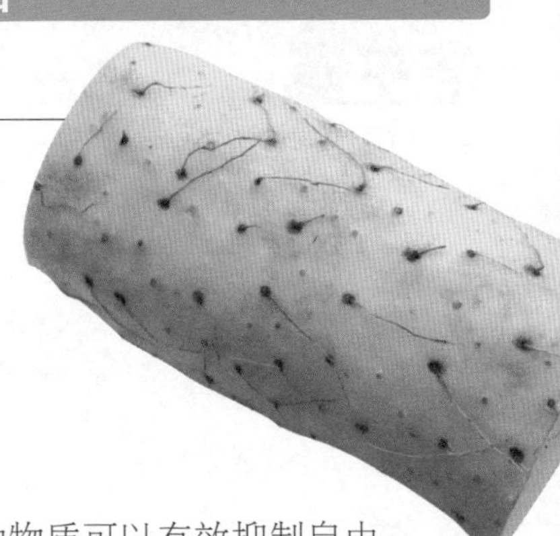

山药含有许多过氧化物酶，这种物质可以有效抑制自由基，预防癌症。山药的黏滑特质来自其中的黏液质，其中有消化酶，可以保护胃黏膜，达到增强免疫力的效果。山药在维护血管的弹性、预防心血管疾病等方面也有一定的功效。

富含硫化物，能有效**去除致癌物**

荞头

1天吃5颗，效果极佳

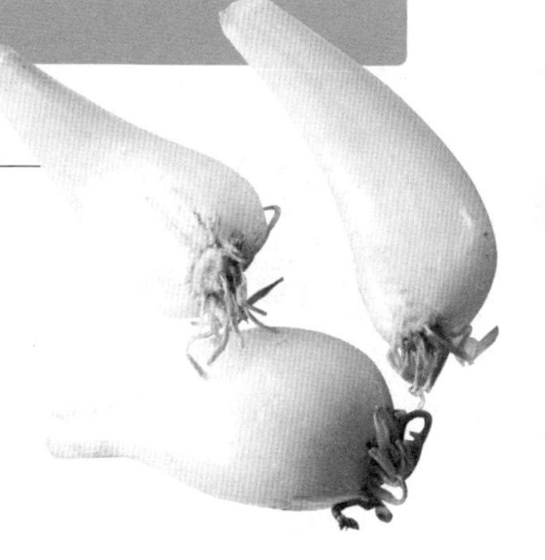

对这些癌症有效

- 肺癌
- 皮肤癌
- ▲对其他癌症也有效

明星营养素

二烯丙基二硫化物

皂苷

外表很像葱和大蒜的荞头含有一种叫作二烯丙基二硫化物的硫化物，这种物质可以活化解毒酶，消除体内的致癌物质，抑制致癌物质生成。此外，荞头还含有具防癌作用的皂苷，能有效预防肺癌、皮肤癌等。

富含维生素C，**能促进防癌物质生成**

莲藕

其中的黏液质有助于恢复体力、对抗病魔

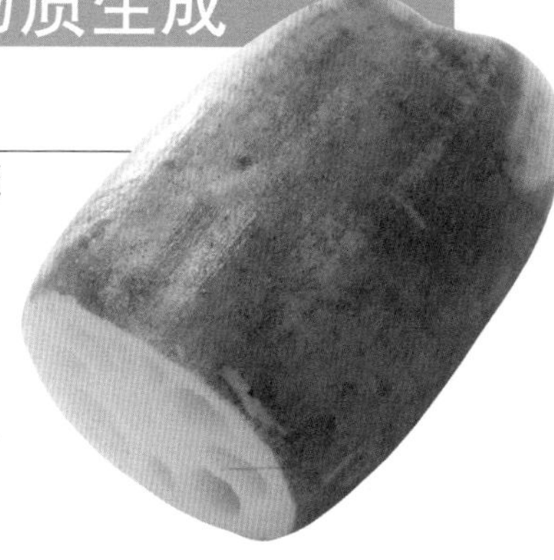

防癌重点

- 切好后立刻泡入醋水中可避免氧化

明星营养素

维生素C

黏液蛋白

莲藕因富含维生素C，可以强化白细胞，提升免疫力。不过，因为所含的维生素C不耐热，所以莲藕最好在短时间内烹饪完毕。

此外，莲藕中还有有助于肠胃功能正常运作及恢复体力的黏液蛋白，能提升肝功能的大量维生素B_{12}与膳食纤维，以及铁、钙、钾等营养素。

海藻

富含来自海藻的**膳食纤维**，能预防癌细胞增殖

寒天

富含优质无机盐，能调节生理机能

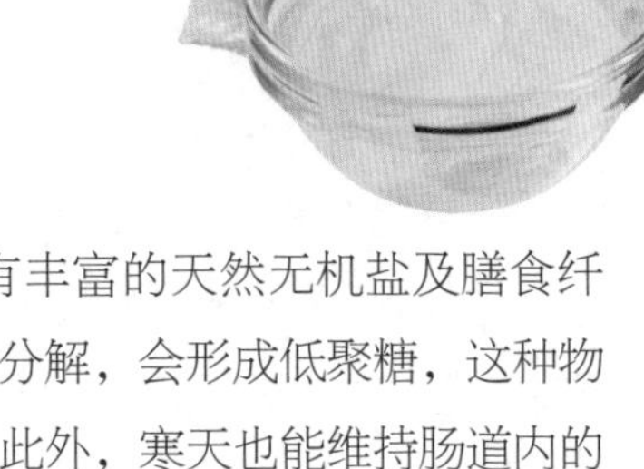

防癌重点
✚ 牛蒡（膳食纤维） ➡ 整肠效果更佳

明星营养素

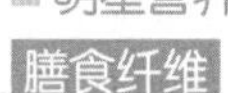

寒天是由红藻萃取而得的产物，含有丰富的天然无机盐及膳食纤维。更可贵的是，寒天中的膳食纤维经过分解，会形成低聚糖，这种物质具有抗氧化及防止癌细胞生长的作用。此外，寒天也能维持肠道内的菌群平衡、调整体内环境，进一步增强免疫力。

含有独特的褐藻素，可诱导**癌细胞自行凋亡**

昆布

与海藻酸协力，防癌效果佳

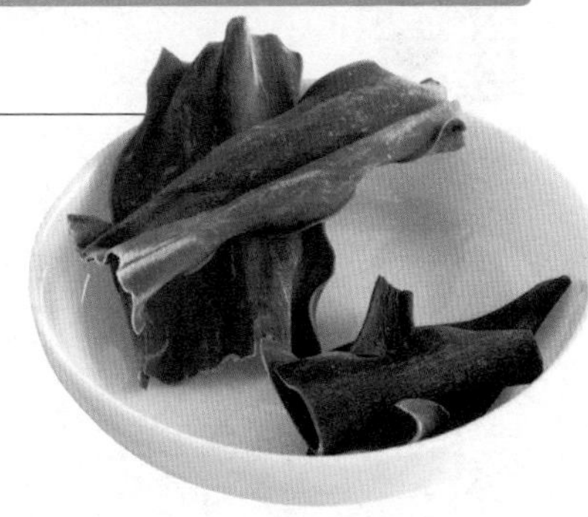

防癌重点
• 煮完高汤后的昆布也要一起食用，摄取丰富营养

明星营养素

褐藻素

海藻酸

凡是海藻几乎都含有可以防治癌症的褐藻素，这种成分有诱导癌细胞凋亡的作用，还能抑制癌细胞增殖、提升免疫力。此外，昆布黏滑成分中的海藻酸是一种水溶性食物纤维，不仅能促进消化，还有助于防癌及降低胆固醇水平。

含有**天然无机盐**和丰富的**褐藻素**，能提升免疫力

海苔

促进血液循环，调整肠道环境

防癌重点
✚ 贝类（单宁） ➡ 活化肝功能

明星营养素

钙

碘

β－胡萝卜素

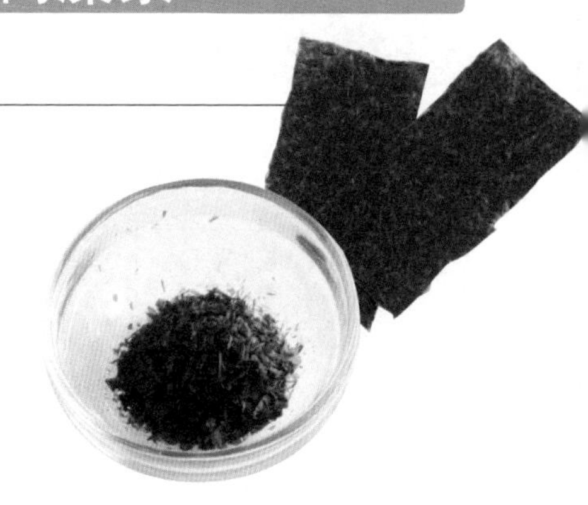

海藻类食材不仅热量低、膳食纤维多，而且富含铁、钙、碘等无机盐和各种维生素，建议每天食用。另外海苔中有很多β－胡萝卜素，这种成分有一定的防癌功效。请注意选择未调味的产品。

富含**褐藻素，能提升免疫力**

羊栖菜

促进血液循环，调整肠道环境

防癌重点
✚ 黄豆（大豆异黄酮） ➡ 防癌效果更显著

明星营养素

褐藻素

膳食纤维

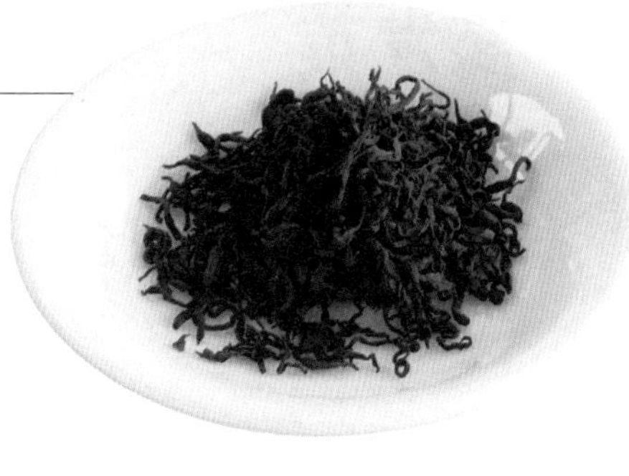

同样属于海藻的羊栖菜（又称海菜芽、鹿角尖）含有能够抑制癌细胞增殖的褐藻素。羊栖菜中钾、镁、铁等无机盐的含量也很高，能促进血液循环，预防高血压与动脉硬化。此外，羊栖菜还含有大量的膳食纤维，这种成分不仅是改善肠道环境的重要物质，还能提升免疫力。

其**褐藻素**含量在海藻食物中**遥遥领先**

裙带菜根

富含海藻酸，可增强免疫细胞的活性

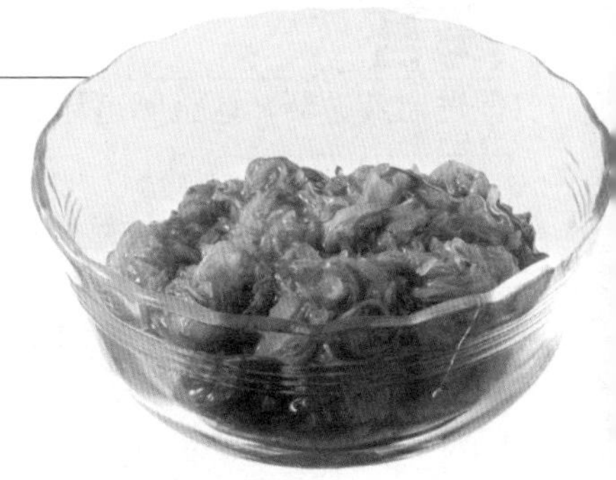

防癌重点
➕青背鱼（维生素 D）➡使柠檬酸循环更顺畅

明星营养素

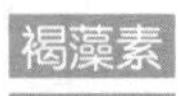

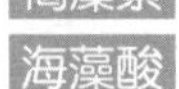

海带芽的根部又称裙带菜根，其褐藻素及海藻酸含量高于其他海藻。褐藻素不仅可以抑制癌细胞生长，还能帮助细胞产生干扰素，增强免疫力。海藻酸同样具有防癌作用，与褐藻素相辅相成，防癌效果加倍！

诱导**癌细胞自动凋亡**

海发菜

选择未经调味的产品

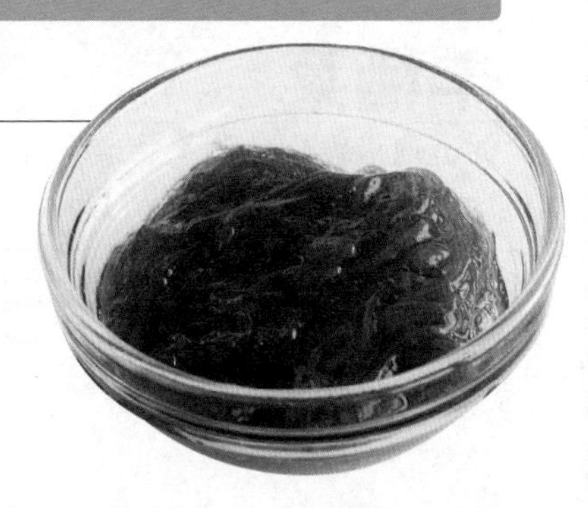

防癌重点
●大肠癌 ▲对其他癌症也有效

明星营养素

褐藻素

钙

铁

主要产自日本冲绳海域，类似发菜的褐色海藻——海发菜，又称“水晶菜”。其黏滑成分中含有褐藻素，这种营养素可以强化正常细胞，并破坏癌细胞的DNA，诱导其自动凋亡。

不过，日本料理中常见的醋拌海发菜含有很多盐分，最好自己买食材，用醋调味。

富含 β–胡萝卜素、褐藻素、海藻酸

裙带菜

三重防癌功效

防癌重点

+ 竹笋（膳食纤维）
  ➡ 预防大肠癌

明星营养素

β–胡萝卜素

褐藻素

海藻酸

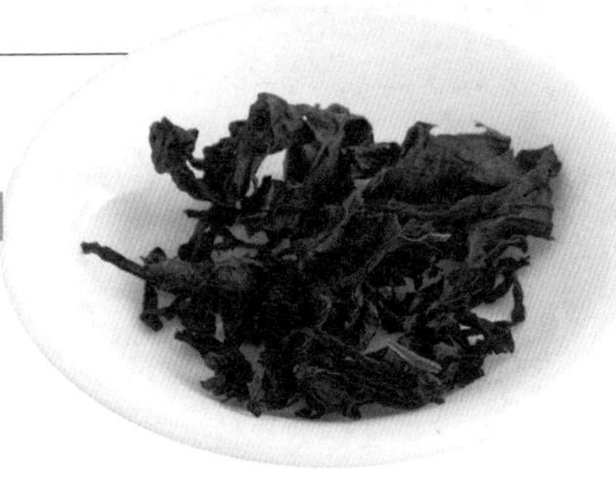

裙带菜就是常见的海带芽，和昆布等海藻类食物一样，含有大量的褐藻素及海藻酸。同时，裙带菜中还有β–胡萝卜素，三种营养素协同发挥作用，可以清除自由基，发挥强大的防癌作用。此外，裙带菜中还有大量无机盐，可以调节体内酸碱平衡，故裙带菜的营养价值很高。

谷物

含有大量膳食纤维，能有效提升肠道免疫力

大麦

含有大量 β– 葡聚糖，防癌作用强

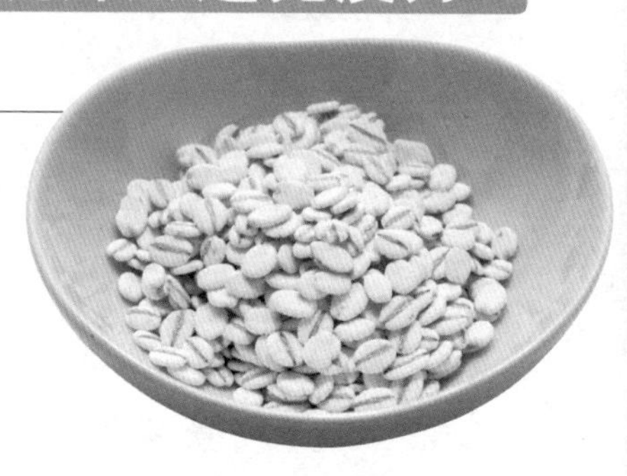

防癌重点
＋纳豆（维生素 E） ➡抗氧化功效更佳

■明星营养素

膳食纤维

β– 葡聚糖

大麦中的膳食纤维几乎是精制白米的20倍！丰富的膳食纤维有助于调整肠道环境，营造适合好菌的体内环境，进而提升免疫力。此外，大麦还含有具防癌效果的 β –葡聚糖。

《本草纲目》中记载的汉方良药

薏仁

解毒除疣，还能防癌

防癌重点
●每天持续饮用薏仁茶，能提升免疫力

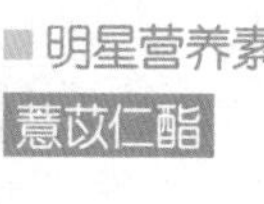

薏仁又称薏苡仁，去壳后常被当作中药使用，自古以来其除疣的效果广为人知。这是因为容易感染扁平疣、寻常疣的人通常免疫力较低，摄取薏仁，可增强免疫力，有效改善病症。研究报告显示，其中的薏苡仁酯具有抑制癌细胞生长、调节免疫功能的作用。

促进糖类、脂质、蛋白质代谢

荞麦

喝荞麦汤汁前，请注意盐分

防癌重点
✚ 海藻类（海藻酸）➡ 降低胆固醇

■ 明星营养素

维生素 B_1

维生素 B_2

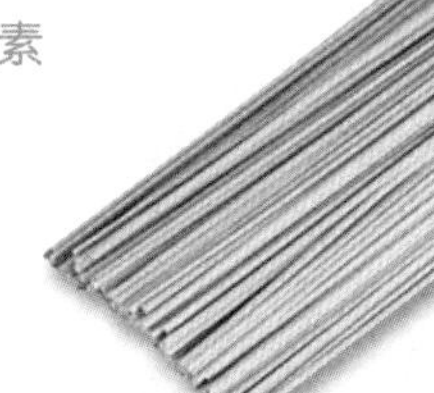

荞麦含有很多有助于柠檬酸循环的维生素B_1及促进三大营养素——糖类、脂质、蛋白质代谢的维生素B_2，有一定的防癌效果。荞麦中的营养成分易溶于水，所以喝荞麦汤或荞麦茶的效果更好，不过，必须注意汤汁里是否含有盐分。

被保留下来的胚芽能抑制癌细胞生长

糙米

含有丰富的抗氧化物质

防癌重点
✚ 黄绿色蔬菜（维生素C）➡ 强化防癌效果

■ 明星营养素

B族维生素

木酚素

植酸

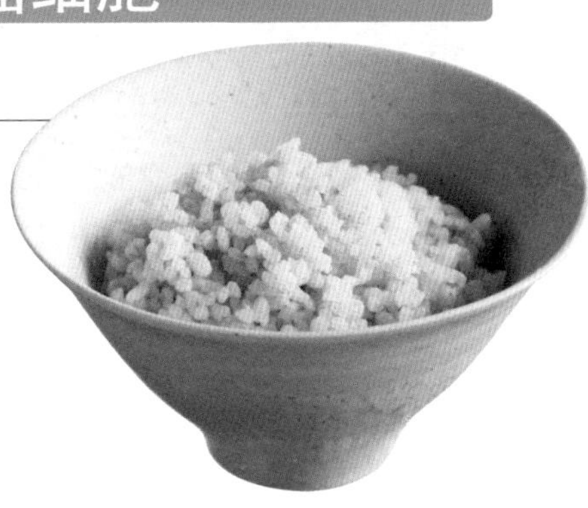

糙米中被保留下来的胚芽（白米仅剩胚乳，不含胚芽）含有丰富的维生素、无机盐和膳食纤维，以及可以抗氧化的木酚素与植酸。另外，它还含有大量的B族维生素。只要在每天的主食里添加些糙米，就可以达到预防、抑制癌症的效果。

水果

其维生素C含量居蔬果之最

西印度樱桃

其维生素 C 含量远高于柠檬

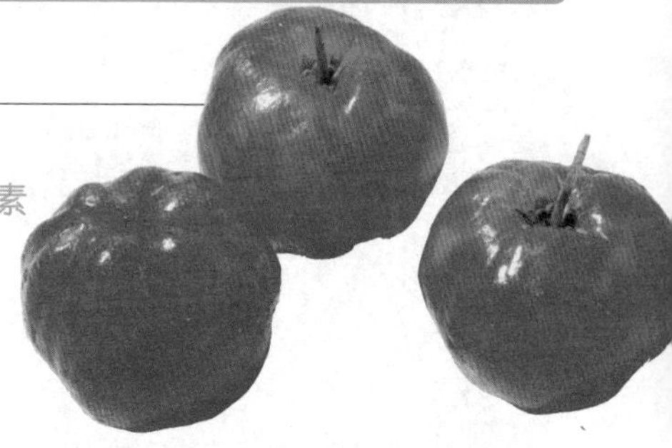

防癌重点
＋坚果类（维生素 E）➡防癌效果加倍

明星营养素

维生素 C

维生素 A

西印度樱桃的特别之处在于维生素C的含量极高，远高于柠檬。它是目前已知水果中维生素C含量最高者。

大量的维生素C可以抑制自由基，预防致癌物质的生成。此外，西印度樱桃中的维生素A含量也和胡萝卜不相上下，故建议每天食用一些西印度樱桃。

健康守门员——维生素E，能有效消除自由基

牛油果

富含脂肪，却是健康食物

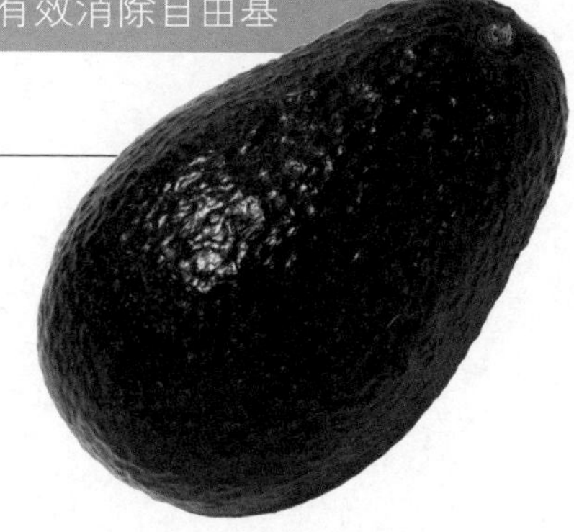

防癌重点
＋柠檬（维生素 C）➡抗氧化效果更佳

明星营养素

维生素 E

钾

身为水果，牛油果却含有非常丰富的脂肪，因此又被称为“森林黄油”。它不仅不像真正的黄油一样含有胆固醇，反而有降低坏胆固醇的效果。此外，牛油果含有抗氧化作用很强的维生素E，具有防癌的功效，而其中丰富的钾则有助于排出体内多余的钠。

含有花色素苷，能有效消除自由基

草莓

含有丰富的维生素 C

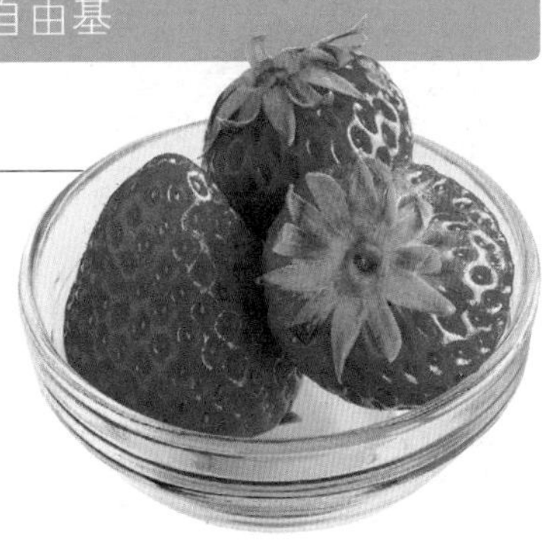

防癌重点

- 清洗时不要取下蒂，以免维生素 C 流失

明星营养素

维生素 C

果胶

花色素苷

草莓的红色色素里含有一种抗氧化作用很强的多酚——花色素苷，这种物质可以抑制致癌物质的生成。草莓还含有丰富的维生素C，因此能发挥超强的抗氧化作用。

此外，草莓中的果胶有助于消化。因为草莓是直接生食的，所以不需要担心维生素C遇热流失的问题。

富含钾和果胶

无花果

富含果胶，能有效预防大肠癌

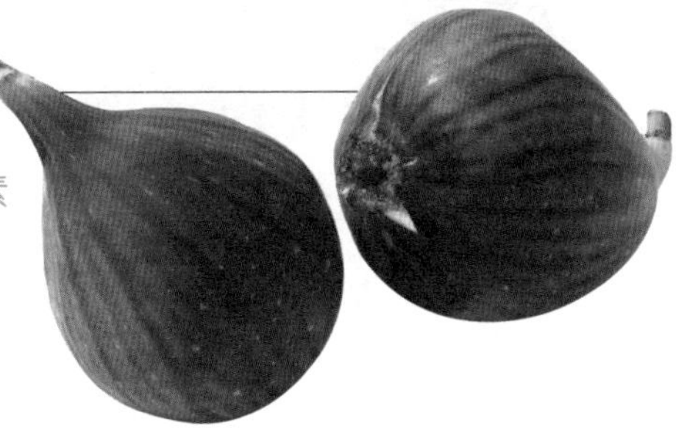

对这些癌症有效

- 大肠癌
- ▲对其他癌症也有效

明星营养素

钾

果胶

柠檬酸

无花果含有丰富的钾，可以帮助排出体内多余的钠，调节无机盐平衡，从而达到防癌的效果。此外，无花果中还有属于膳食纤维的果胶，能有效改善排便、调整肠道环境，预防大肠癌。无花果可以当作甜点食用。

能发挥柠檬酸的杀菌作用

梅子

抑制幽门螺旋杆菌，防治胃癌

对这些癌症有效
●胃癌 ●白血病 ▲对其他癌症也有效

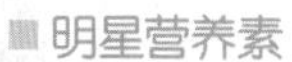

柠檬酸

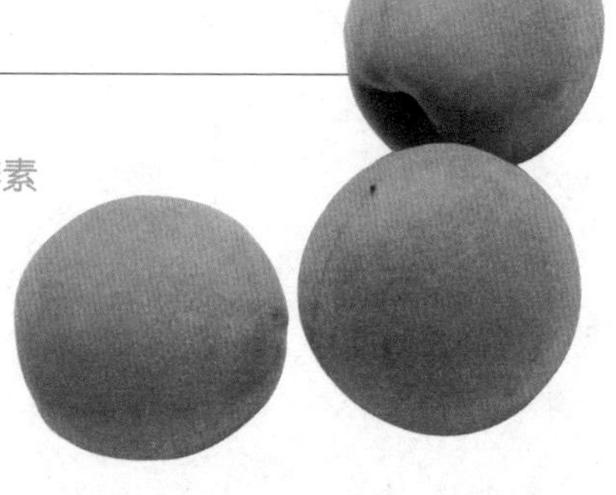

梅子常被制作成梅干、梅精、梅醋，其中丰富的柠檬酸具有很强的杀菌效果，可以将平时由不良饮食导致胃内容物呈碱性的状态暂时转换成酸性，借以消灭幽门螺旋杆菌。另外有研究数据指出，梅精能有效抑制白血病细胞的生长。此外，梅子中其他营养素如蛋白质、钙、磷、铁等的含量也比其他水果高。

涩味成分＋β－胡萝卜素，双重防癌

柿子

其维生素 C 的含量远高于橘子

对这些癌症有效
●大肠癌 ▲对其他癌症也有效

■明星营养素

单宁

柿涩醇

β－胡萝卜素

维生素 C

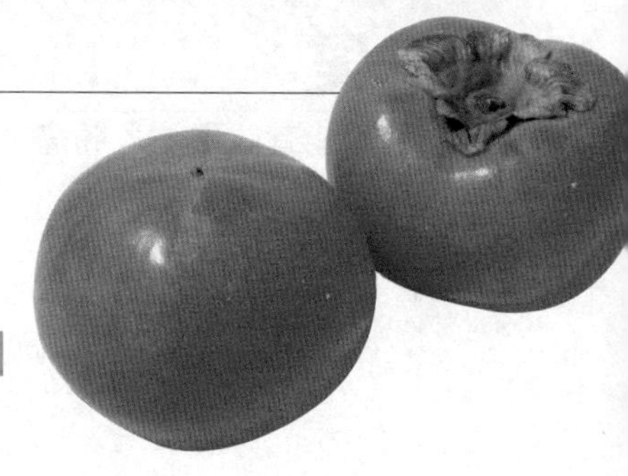

柿子的涩味成分——单宁、柿涩醇皆有很强的抗氧化作用。单宁有降低血压、排毒的功效，再加上β－胡萝卜素与维生素C，柿子的防癌作用不容小觑。柿子中的水溶性膳食纤维——果胶能有效预防大肠癌。

水果之王——含有丰富的**膳食纤维与维生素C**

猕猴桃

含有抗氧化物质，能消除自由基

防癌重点
＋坚果类（维生素 E）➡预防动脉硬化

明星营养素

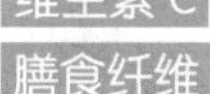

维生素 C

膳食纤维

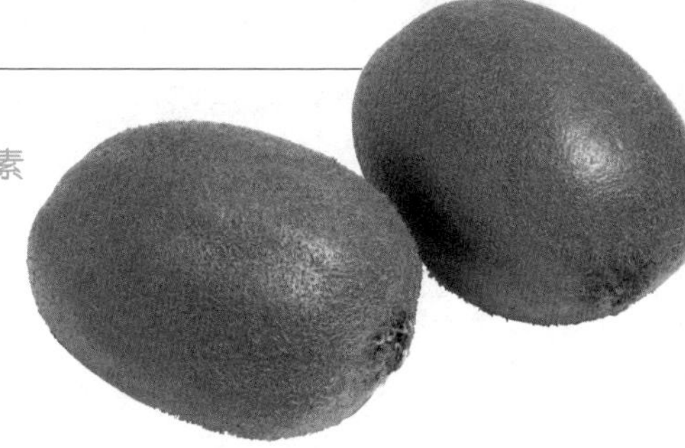

猕猴桃是富含维生素C与膳食纤维的高营养水果，可以抑制细胞病变，防治癌症。日本东北大学的大久保一良教授曾做过研究，发现猕猴桃里含有能清除自由基的抗氧化物质。此外，它还含有能分解蛋白质的酶，有助于肉类食物的消化与吸收。

发挥**柠檬酸的防癌效果**

葡萄柚

丰富的膳食纤维藏在果肉和果皮间

防癌重点
•连皮榨成果汁最好，但须使用无农药的水果

明星营养素

维生素 C

柠檬酸

柚苷

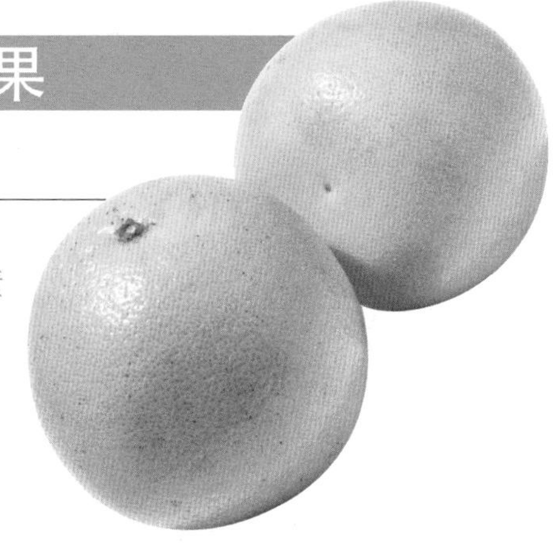

葡萄柚的苦味成分来自一种叫柚苷的多酚，这种成分不仅具有抗氧化及防癌的效果，还有杀菌、抗炎的作用。葡萄柚的酸味来源于柠檬酸，这种物质既可消除疲劳，又能防癌。此外，葡萄柚还含有丰富的维生素C，故最好每天都能将葡萄柚榨成果汁饮用。

含有花色素苷，能高效清除自由基

樱桃

含有各种维生素与无机盐，营养均衡

防癌重点
●连皮一起吃才能摄取到多酚

■明星营养素

花色素苷

钾

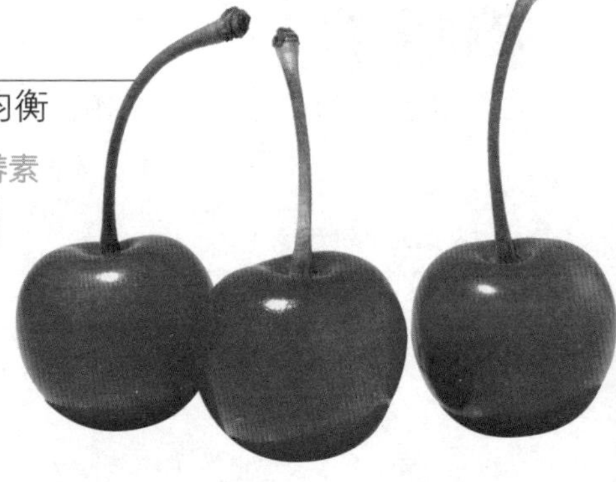

除了含有钾之外，樱桃还含有铁、磷、β-胡萝卜素、维生素B_1、维生素B_2、维生素C等营养素。樱桃中还有能在红色及紫色蔬果中找到的抗氧化色素——花色素苷（又称花青素），这种成分可以抑制体内自由基的产生，预防动脉硬化，达到防癌的效果。

其多酚含量远高于绿茶

石榴

含有丰富的单宁，抗氧化作用强

对这些癌症有效
●卵巢癌 ▲对其他癌症也有效

■明星营养素

花色素苷

钾

单宁

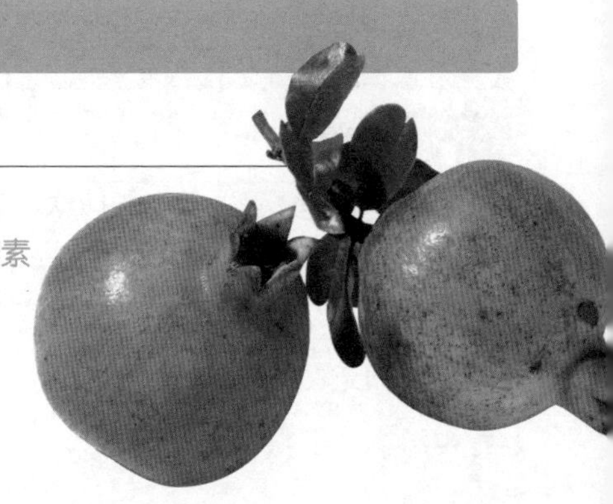

石榴被称为“水果中的红宝石”，含有抗氧化物质花色素苷及单宁，因此又有“抗氧化水果之王”的美称。此外，石榴还含有丰富的可以促进体内钠排出的钾，及具有抗氧化作用且能清除体内自由基的维生素C。石榴营养丰富，打成果汁后饮用效果更好。

含有瓜氨酸，可使血液循环更顺畅

西瓜

其类胡萝卜素含量胜于西红柿

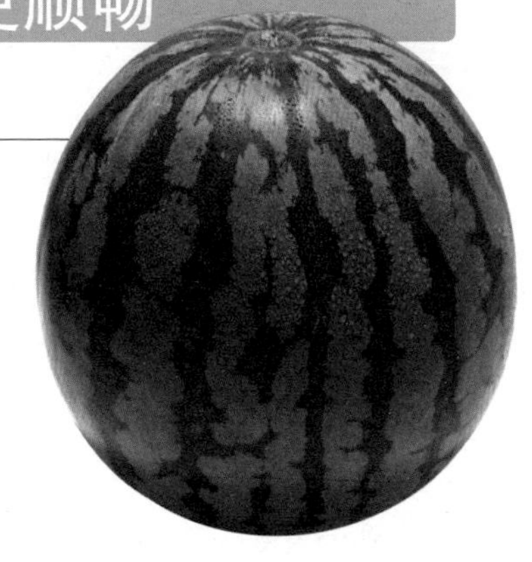

防癌重点

+黄豆
➡补充优质蛋白质

明星营养素

瓜氨酸

胡萝卜素

维生素C

西瓜含有具利尿作用的瓜氨酸，这种成分有益于肾脏功能，可以在体内制造一氧化氮，促进代谢废物排出及血液循环。此外，西瓜还含有抗氧化作用很强的维生素C及胡萝卜素，在其保护之下一氧化氮能预防动脉硬化、降低血压、有效抑制癌症。

富含钾，能促进多余钠的排出

梨

富含膳食纤维，有助于调整肠道环境

防癌重点

+酸奶（乳酸菌）
➡提升免疫力

明星营养素

钾

梨含有大量的钾，钾可以将容易造成血压上升的钠排出体外，并维持细胞的正常功能。西洋梨中的钾含量最高，能有效预防高血压及癌症。梨还含有丰富的膳食纤维，这种成分可以调节肠道内菌群平衡，促进好菌生成，增强免疫力。

拥有消除疲劳、抑制癌症的功效

菠萝

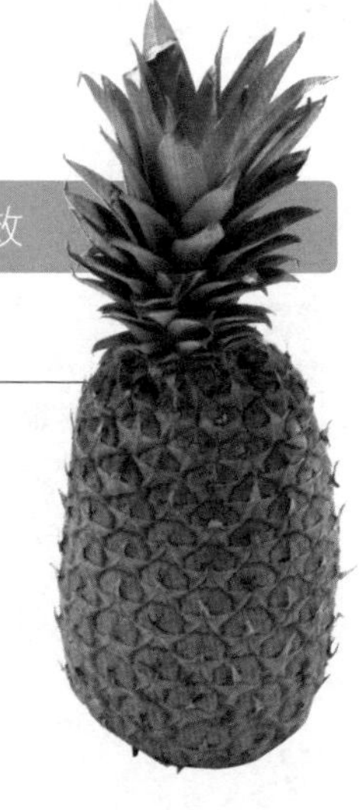

分解蛋白质，维护肠胃健康

防癌重点
＋芦笋（天门冬氨酸）➡提高清除自由基的能力

明星营养素

维生素C

柠檬酸

菠萝含有大量的维生素C，再加上酸味成分中的柠檬酸，具有加倍的消除疲劳及防癌的功效。此外，菠萝还含有将糖转换成能量时不可或缺的维生素B_1，以及丰富的膳食纤维。菠萝里独特的菠萝蛋白酶可以分解蛋白质，促进肉类食物的消化与吸收。

含有异硫氰酸酯，致癌物质的解毒剂

木瓜

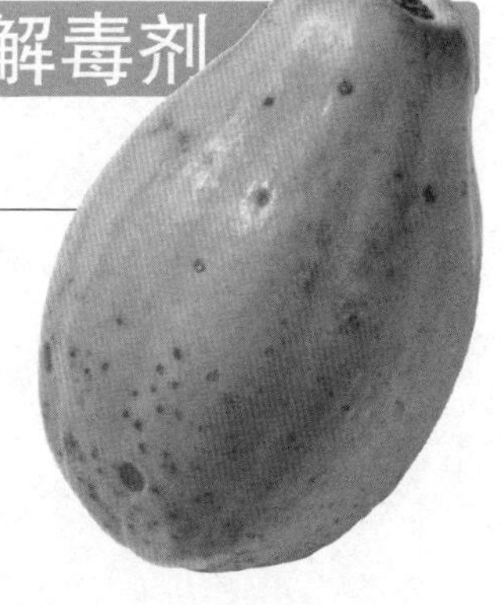

解毒功能强，水果中的佼佼者

对这些癌症有效
●胰腺癌 ▲对其他癌症也有效

明星营养素

异硫氰酸酯

木瓜蛋白酶

科学研究发现，木瓜中的异硫氰酸酯含量在所有水果中名列前茅，这种成分除了拥有去除致癌物质毒素的功效外，还能提升免疫力、抑制癌细胞的生长。成熟木瓜中的维生素A、维生素C含量也很丰富。此外，木瓜还含有能促进蛋白质分解、帮助消化的木瓜蛋白酶，可减轻胰腺的负担。

增强免疫力，抑制癌细胞的生长

香蕉

补充能量、调整肠道环境

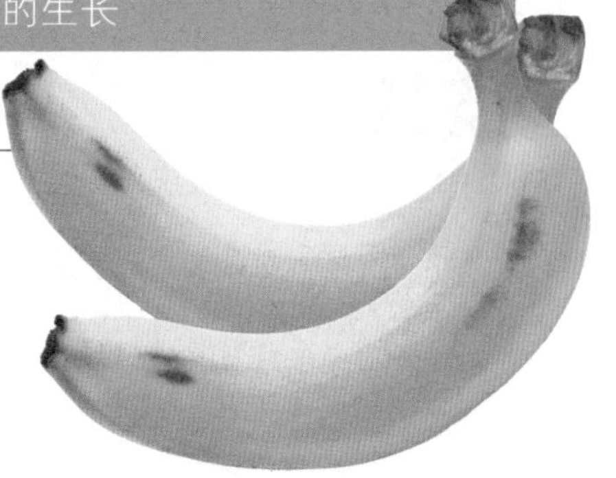

防癌重点
●食用前再剥皮，避免氧化

明星营养素

果胶

膳食纤维

香蕉含有丰富的果糖等糖分，这种成分能在体内立即转换成能量。香蕉中的膳食纤维有助于调整肠道环境，低聚糖可以作为比菲德氏菌等好菌的养分，让好菌越来越多，进而提升免疫力。此外，香蕉中还含有可以提升免疫力的褪黑素以及肿瘤坏死因子（TNF）。

含有丰富的多酚，让身体不受自由基侵袭

葡萄

吃葡萄不吐葡萄皮，效果更优

防癌重点
●浓缩了营养素的葡萄干也很好

明星营养素

花色素苷

维生素 A

葡萄含有丰富的花色素苷及类黄酮，这些多酚成分都有很强的抗氧化作用，相互协同之下更能有效清除体内的自由基，预防动脉硬化，抑制癌细胞的生长。

葡萄皮中的多酚含量也很高，所以葡萄最好可以连皮一起食用，或连皮一起榨成果汁。

含有多种**抗氧化作用强的物质**

蓝莓

还含有维生素 C、维生素 E

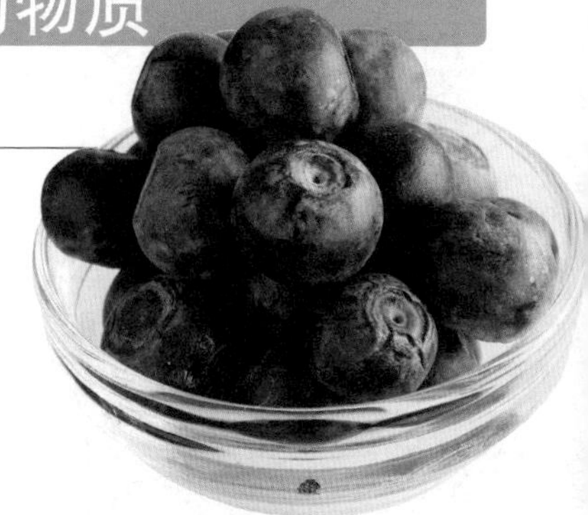

防癌重点
＋酸奶（乳酸菌） ➡增强免疫力

明星营养素

花色素苷

维生素 C

维生素 E

蓝莓的青紫色来自花色素苷，这种成分不仅可以抗氧化、维护细胞正常运作，防止癌细胞扩散，还能保护和改善视力。同时蓝莓含有抗氧化物质维生素C与维生素E，其在抑制自由基方面的能力不容小觑。蓝莓除了可以生鲜食用外，也适合榨成果汁饮用。

美国榜上有名的**抗氧化水果**

西梅

在欧美被誉为“奇迹水果”

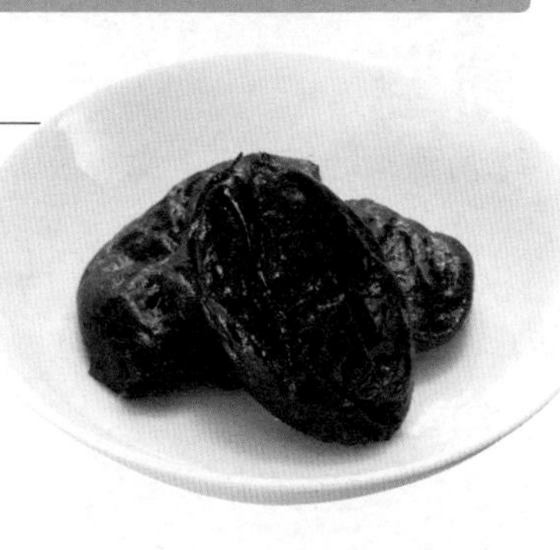

对这些癌症有效
●乳腺癌 ●甲状腺癌 ▲对其他癌症也有效

明星营养素

花色素苷

绿原酸

西梅含有很多维生素、无机盐，营养价值非常高。它还含有多酚类化合物——绿原酸，这种物质既有抗菌作用，又有很强的抗氧化作用，能抑制肿瘤生长。让西梅呈现深色外观的花色素苷能有效清除自由基，有助于治疗甲状腺癌。

富含β-胡萝卜素，能有效消除自由基

芒果

越成熟，β-胡萝卜素越多

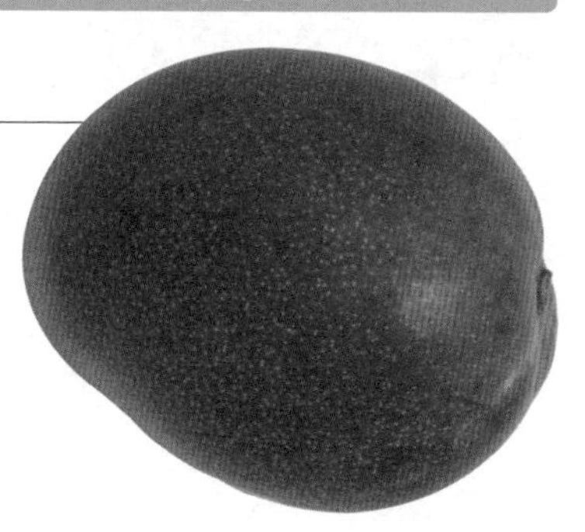

防癌重点
●做成果酱更能增强防癌效果

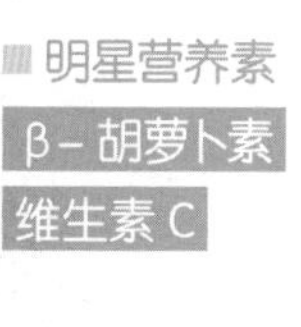

芒果在未成熟的青绿色阶段就含有丰富的维生素C，且随着芒果的成熟，其中β-胡萝卜素的含量就会越来越多。而β-胡萝卜素能在体内转化为维生素A，从而保护皮肤和黏膜；还能和维生素C相互作用，发挥强大的抗氧化作用。此外，芒果也有具整肠作用的膳食纤维。

维生素C、胡萝卜素，双管齐下防癌

哈密瓜

备受瞩目的超氧化物歧化酶

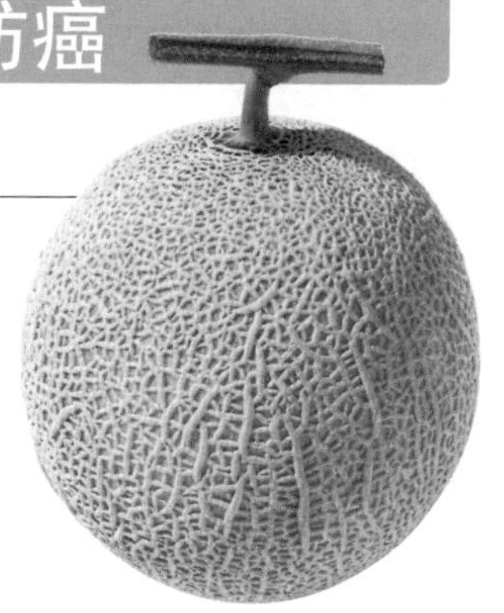

防癌重点
✚保留果皮附近的部分 ➡含有丰富的营养素

明星营养素

维生素C

超氧化物歧化酶

哈密瓜含有能将多余盐分排出体外的钾。近年来从改良过的哈密瓜中萃取的超氧化物歧化酶，可以说是新生代的抗氧化物质，备受瞩目。此外，哈密瓜果肉中含有丰富的膳食纤维——果胶，这种成分可以预防便秘、净化肠道环境、降低胆固醇水平。

颜色不同，所含的**抗氧化物质**也不同

桃子

不仅美味，还能防癌

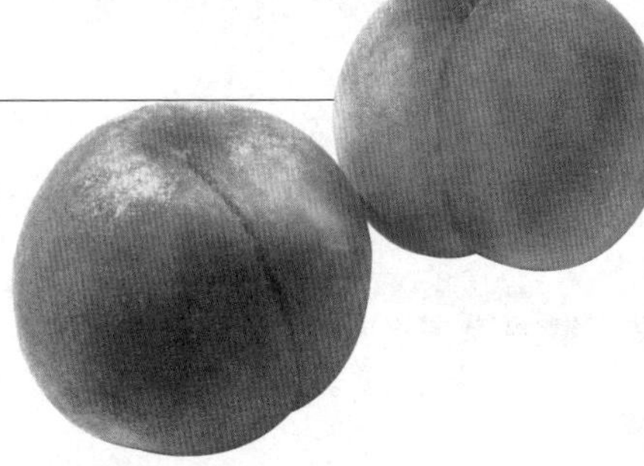

防癌重点
●选择新鲜的桃子，不要使用罐头食品

■明星营养素

胡萝卜素

花色素苷

白色果肉（白桃）含有多酚，黄色果肉（黄桃）富含胡萝卜素，红色果肉（红桃）则含有花色素苷。

桃子颜色不同，其中的成分也有差异，但是每一种都有很强的抗氧化作用，对预防动脉硬化、抗老化都有显著效果，而且还具有防癌的功效。

吃苹果能降低患癌的概率

苹果

“一天一个苹果，医生远离我”

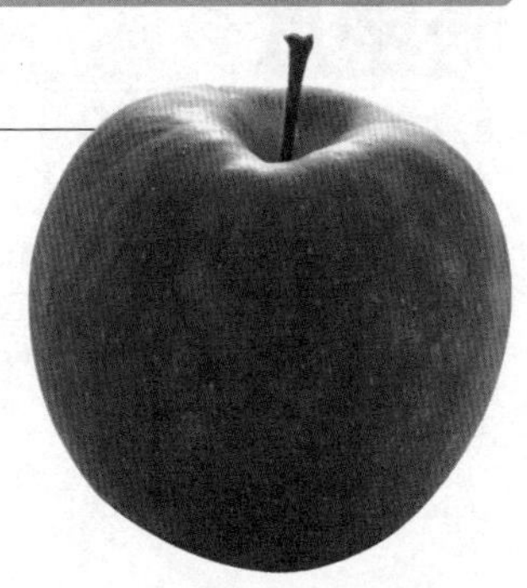

对这些癌症有效
●大肠癌 ▲对其他癌症也有效

■明星营养素

花色素苷

槲皮素

果胶

苹果的果肉中有槲皮素，果皮中有花色素苷，故苹果中的抗氧化物质十分丰富。苹果中有大量的膳食纤维——果胶，这种成分能吸附有害物质，将其排出体外，并具有抑制有害菌、调整肠道环境的作用。相关实验表明，食用果胶的老鼠患癌的概率比喂食一般饲料的老鼠低60%。

柠檬酸可提升免疫力，维生素C能抑制癌症

柠檬

一天 2 个柠檬，提升防癌作用

对这些癌症有效

- ●肝癌
- ●胰腺癌
- ●恶性淋巴瘤
- ▲对其他癌症也有效

明星营养素

维生素 C

柠檬酸

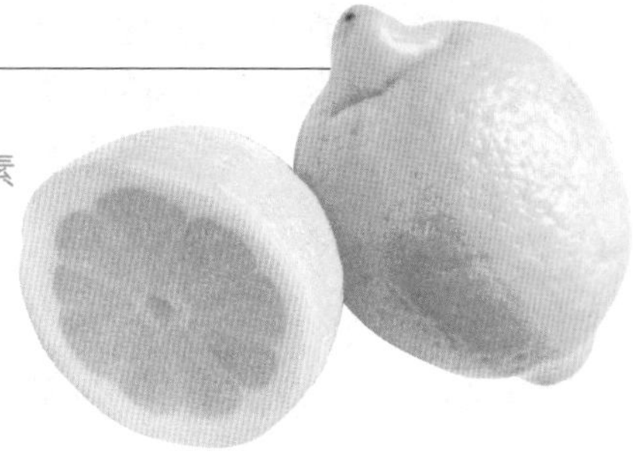

柠檬含有丰富的柠檬酸，这种成分具有很强的抗氧化作用，可以协助预防癌症。想让人体内消除疲劳的柠檬酸维持正常循环，就必须多摄取柠檬酸。济阳式饮食疗法的要点之一是每天都要食用2个新鲜的柠檬。维生素C很容易流失，所以柠檬最好现切现榨汁。

动物性蛋白质

优质蛋白质来源

鸡蛋

土鸡蛋比养殖鸡蛋好

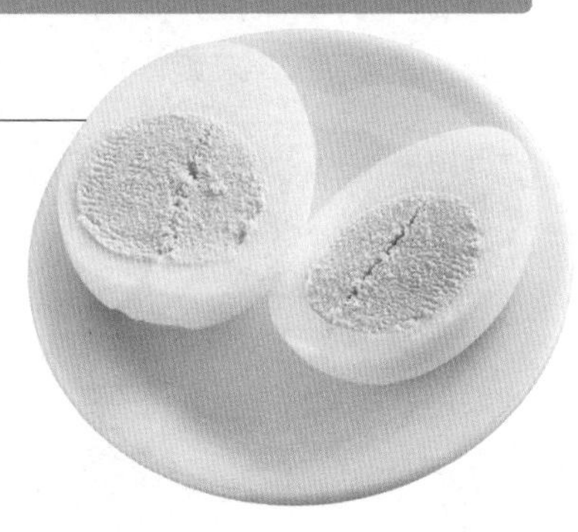

防癌重点
✚ 黄绿色蔬菜（膳食纤维、维生素 C）➡ 减少致癌物质

■ 明星营养素

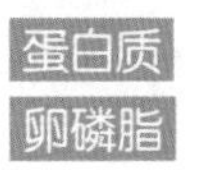

鸡蛋含有丰富的优质蛋白质及各种维生素、无机盐、铁等营养素。每天吃1个鸡蛋，对胆固醇水平的影响不大，而且蛋黄中的卵磷脂有溶解血中胆固醇的作用。但是，过熟的水煮蛋不容易消化，建议将鸡蛋煮到半熟就好。

必须充分运用的优质蛋白质

鸡肉

增强免疫力，有助于恢复体力

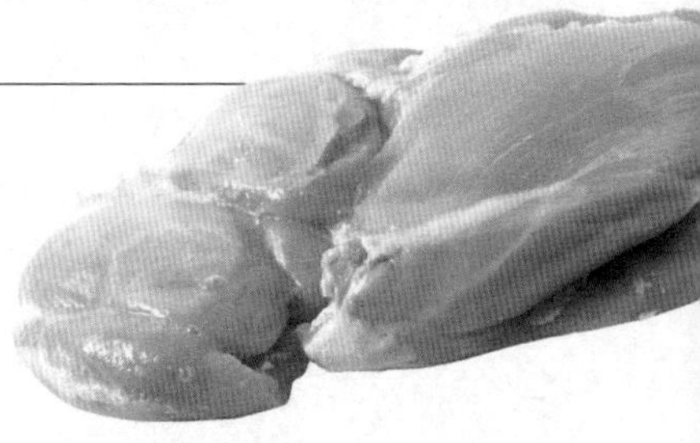

防癌重点
✚ 柠檬（维生素 C）➡ 抗氧化作用加倍

■ 明星营养素

蛋白质

鸡肉中的优质蛋白质是身体形成免疫细胞的原料，适量摄取鸡肉有益身体健康。鸡肉蛋白质中的必需氨基酸比例与人体接近，有助于吸收利用。

蛋白质需要维生素C的协同才能生成胶原蛋白，所以鸡肉搭配蔬果一同食用效果更好。但脂肪含量高的鸡皮禁止食用！

DHA、EPA双重作用，血液循环更顺畅

青背鱼

脂肪容易氧化，尽可能趁新鲜食用

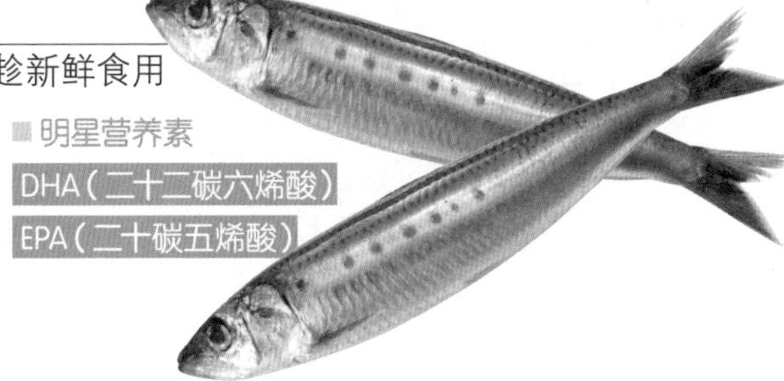

防癌重点
✚ 萝卜泥（消化酶） ➡ 促进消化和吸收

■ 明星营养素

DHA（二十二碳六烯酸）

EPA（二十碳五烯酸）

来自于冰冻水域的竹筴鱼、沙丁鱼、秋刀鱼、青花鱼等青背鱼都含有丰富的DHA与EPA。这两种不饱和脂肪酸不仅有助于软化血管、避免血栓产生、促进血液循环，而且还具有防止动脉硬化的功效。此外，DHA还有抑制大肠癌及乳腺癌转移的功效。

含有丰富的牛磺酸，能协助肝功能正常运作

乌贼

乌贼墨汁中的黏多糖有防癌效果

防癌重点
✚ 昆布（膳食纤维） ➡ 整肠作用强

■ 明星营养素

牛磺酸

黏多糖

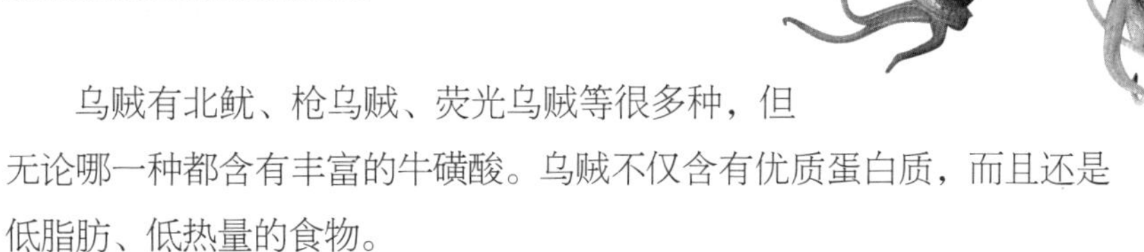

乌贼有北鱿、枪乌贼、荧光乌贼等很多种，但无论哪一种都含有丰富的牛磺酸。乌贼不仅含有优质蛋白质，而且还是低脂肪、低热量的食物。

乌贼墨汁中的黏多糖也有预防癌症的功效。但别忘了，务必要挑选新鲜的食材！

含硫氨基酸将抗氧化成分运送至全身

虾

能降低胆固醇，协助肝脏正常运作

防癌重点
✚ 西红柿（番茄红素） ➡ 强化肝功能

■ 明星营养素

甜菜碱

含硫氨基酸

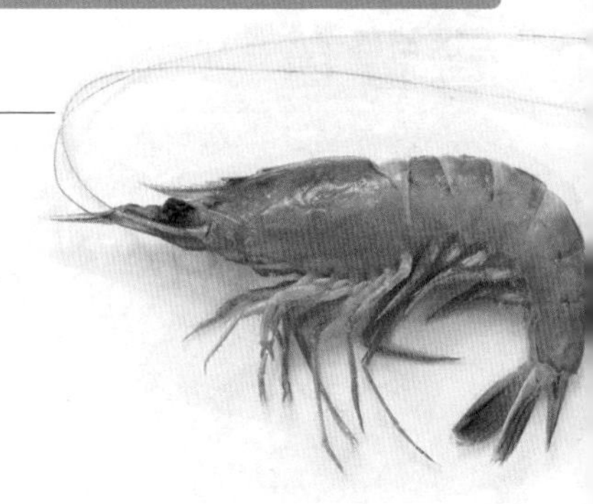

虾的甜味成分甜菜碱具有将对身体有害的高胱氨酸转变为含硫氨基酸的作用。虾中的含硫氨基酸大多在肝脏中发挥作用，不仅可以消除有害物质，分解甘油三酯，还有助于将硒等抗氧化物质运送至全身。虾属于低脂肪、高蛋白食物，但虾头、虾卵因胆固醇含量较高，必须斟酌食用。

富含牛磺酸，增强肝脏的解毒能力

贝类

富含容易消化的优质蛋白质

对这些癌症有效
●肝癌 ▲对其他癌症也有效

■ 明星营养素

牛磺酸

鸟氨酸

肝糖

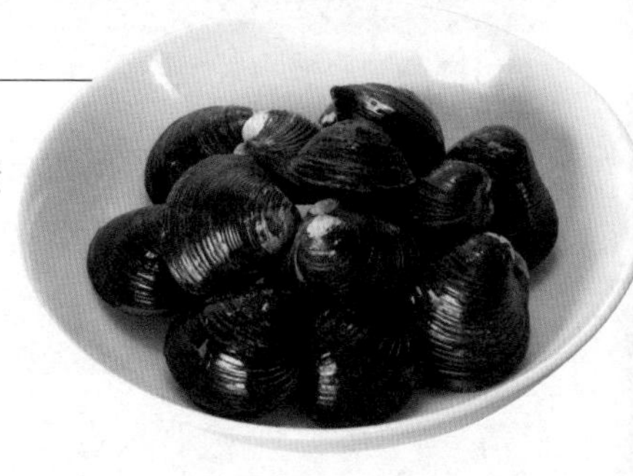

贝类含有丰富的牛磺酸，有助于增强肝功能，降低血压与血中胆固醇水平。此外，贝类还含有丰富的肝糖，能促进肝脏正常运作。贝类中的B族维生素及铁含量也很丰富，有助于造血、维护神经机能。存在于蚬中的鸟氨酸则有提升肝功能、促进细胞代谢的作用。

含有大量牛磺酸，能有效预防动脉硬化

螃蟹

富含细胞再生不可或缺的锌元素

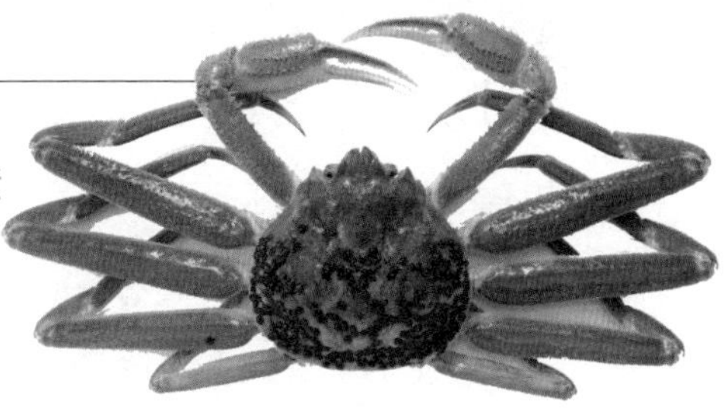

防癌重点
＋黄绿色蔬菜 ➡补充各种维生素，营养更全面

明星营养素

牛磺酸

B 族维生素

烟碱酸

螃蟹除了含有丰富的能滋养身体的优质蛋白质之外，还含有丰富的牛磺酸，这种成分可以稳定血压，降低胆固醇水平，预防动脉硬化和心肌梗死。

另外，螃蟹富含与代谢、消除疲劳相关的B族维生素，能维持神经与脑细胞正常工作的烟碱酸，以及身体组织及细胞生长、修补过程中的重要元素锌。

多吃小鱼干“钙”健康

小鱼干

天天吃，骨骼强健、心脏有活力

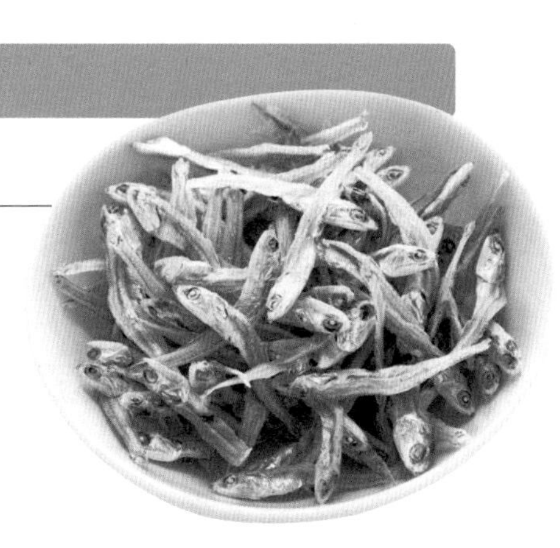

防癌重点
＋柠檬（维生素 C、柠檬酸）➡提高钙质吸收率

明星营养素

钙

维生素 D

维生素 E

鲂仔鱼、丁香鱼等小鱼干中都有大量的钙，钙不仅有助于强健骨骼，还有安定神经及维持心脏规律活动的作用。而小鱼干中丰富的维生素D可以促进钙的吸收，维生素E则有抗氧化的功效。因此，食用小鱼干的一大优点是能够完整摄取到很多必需营养素。

含有抗氧化作用强的虾青素，防癌效果佳

鲑鱼

避免煎烤过度，造成 DHA、EPA 流失

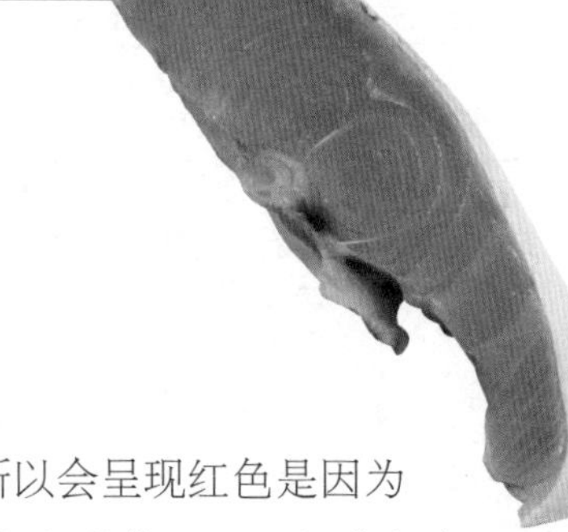

对这些癌症有效
●食管癌 ▲对其他癌症也有效

■明星营养素

虾青素

DHA

EPA

鲑鱼其实是一种白肉鱼，鲑鱼肉之所以会呈现红色是因为其中的红色色素虾青素。虾青素有很强的抗氧化作用，可提升免疫力，达到抑制癌症的效果。另外，鲑鱼中丰富的DHA与EPA可以促进血液循环，维护心血管健康。

富含钙与维生素 D 的优质蛋白质

白肉鱼

高蛋白、低脂肪的健康食材

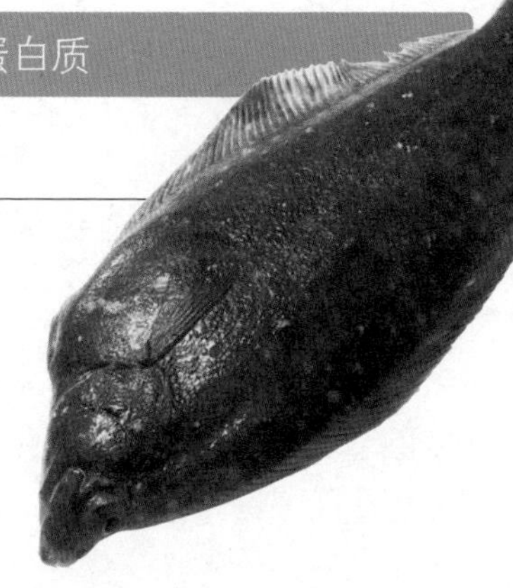

防癌重点
✚葱、洋葱（大蒜素） ➡增强体力

■明星营养素

钙

维生素 D

黑鲔鱼或鲣鱼等红肉鱼中含有容易氧化的肌红素，其防癌效果不如白肉鱼好。鲽鱼、鳕鱼、比目鱼等白肉鱼是优质蛋白质的来源，最好能适度摄取。此外，食用白肉鱼还能补充钙与维生素D，维生素D可以促进钙的吸收。

低热量却营养丰富的高蛋白食材

章鱼

经过汆烫，无机盐含量提升

防癌重点
✚ 黄绿色蔬菜（维生素 C、维生素 E）➡ 强化肝功能

明星营养素

牛磺酸

无机盐

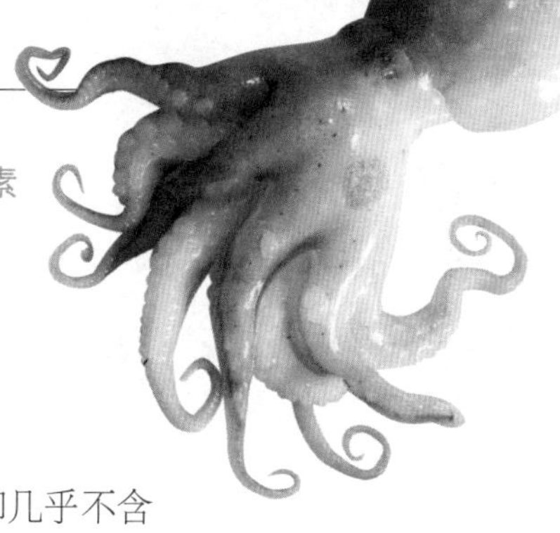

章鱼含有丰富的优质蛋白质，却几乎不含脂肪。章鱼除了含有丰富的能稳定血压的牛磺酸外，还含有镁、钙、锌等无机盐，营养价值非常高。汆烫后，章鱼中的无机盐含量会再升高。烹调章鱼时，要避免烫煮过久，否则肉质会变硬。

乳制品

增加好菌，提升免疫力

酸奶

含有丰富的低聚糖及乳酸菌

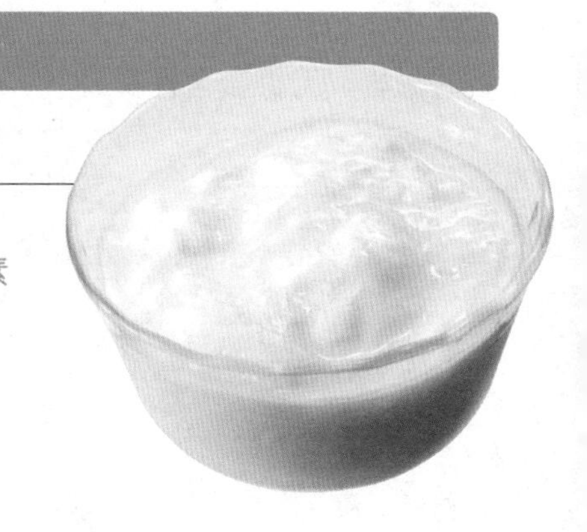

对这些癌症有效
●大肠癌 ▲对其他癌症也有效

■明星营养素

乳酸菌

低聚糖

人体的肠道内约有100兆个细菌，它们每天都在如火如荼地进行“地盘争夺战”。肠胃中的乳酸菌等好菌越多，人体免疫力才会越强；相反地，如果产气荚膜梭状芽孢杆菌等坏菌变多，人体免疫力就会下降。每天喝酸奶可以增加乳酸菌，抑制有害菌，减少身体内的毒素，并强化免疫系统。此外，酸奶还含有丰富的低聚糖，低聚糖能够促进乳酸菌的增殖。

植物性蛋白质（大豆制品）

含有大豆异黄酮，能有效**抑制乳腺癌、前列腺癌**

油豆腐（炸豆皮）

亲手制作，吃得健康又安心

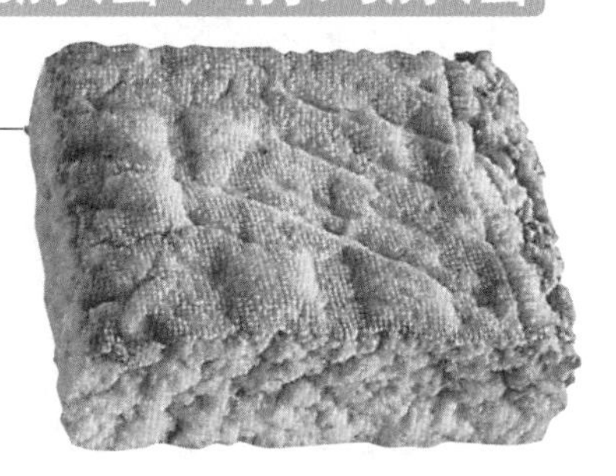

对这些癌症有效
●乳腺癌 ●前列腺癌 ▲对其他癌症也有效

明星营养素

大豆异黄酮

油豆腐属于黄豆制品，拥有丰富的大豆异黄酮。大豆异黄酮的构造与雌激素相似，因此摄取大豆异黄酮可以避免身体分泌过多的雌激素，从而达到预防乳腺癌的效果。除此之外，大豆异黄酮也能有效抑制前列腺癌细胞的增生，从而达到预防前列腺癌的效果。

不过，市面上贩卖的制品有使用添加剂的问题，最好自己制作。

有效摄取**膳食纤维、大豆异黄酮**

豆渣

其大豆异黄酮含量比豆浆高

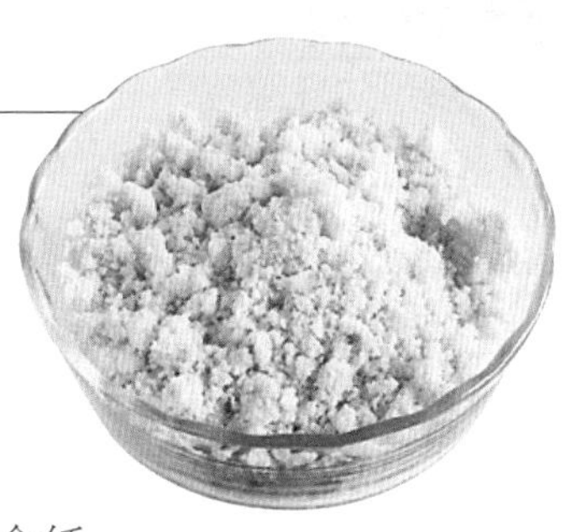

对这些癌症有效
●乳腺癌 ●前列腺癌 ▲对其他癌症也有效

明星营养素

大豆异黄酮

膳食纤维

黄豆榨出豆浆后所剩的豆渣富含膳食纤维，有助于调整肠道环境。由于几乎不含有特殊的味道，豆渣可以广泛地运用在各种料理中，例如煎蛋、煎饼或丸子。胚芽里有很多可以预防乳腺癌、前列腺癌的大豆异黄酮，因此豆渣的防癌效果强于豆浆。

一次摄取**各种营养素**

豆腐丸子

营养全面，但要注意盐分

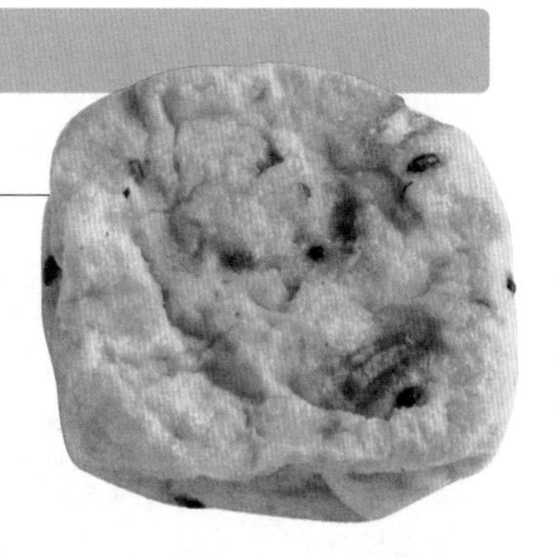

对这些癌症有效
●乳腺癌 ●前列腺癌 ▲对其他癌症也有效

■明星营养素

大豆皂苷

膳食纤维

各种无机盐

将豆腐捣碎后与山药混合，再加入其他喜欢的蔬菜揉匀，入油锅炸，就变成了美味的豆腐丸子。豆腐丸子不仅含有具抗氧化作用的大豆皂苷，还含有其他多种营养素。这一类食品最好自己制作，油炸时建议使用芝麻油，调味时须特别注意，避免盐分过高。

最受日本人喜爱的**健康食材**

黄豆粉

能有效预防乳腺癌、前列腺癌的黄豆制品

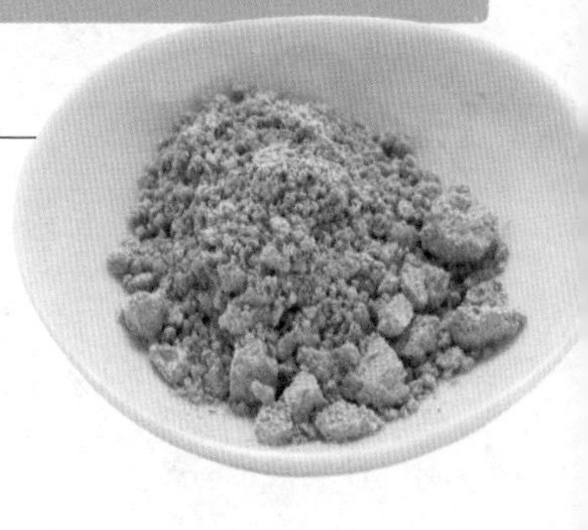

对这些癌症有效
●乳腺癌 ●前列腺癌 ▲对其他癌症也有效

■明星营养素

大豆异黄酮

钙

镁

维生素E

黄豆粉即黄豆炒香之后磨成的粉末，它除了含有优质蛋白质和大豆异黄酮外，还含有具抗氧化作用的维生素E及钙、镁、锌等营养素。尽可能每天都摄取黄豆或黄豆制品。

比豆腐的营养价值高

冻豆腐

所含优质蛋白质的量远高于豆腐

防癌重点
✚鲑鱼（维生素D） ➡加强钙质与铁质的吸收

明星营养素

大豆异黄酮

维生素E

钙

由新鲜豆腐冰冻而成的冻豆腐，不但不会在冷冻过程中流失营养成分，反而因为脱去水分，其营养价值比等量的豆腐还高！冻豆腐不仅含有优质蛋白质，还含有大豆异黄酮、维生素E、钙等丰富的营养成分。

拥有肉类口感，却有黄豆的营养

大豆素肉

想吃肉时的好选择

对这些癌症有效
●乳腺癌 ●前列腺癌 ▲对其他癌症也有效

明星营养素

大豆异黄酮

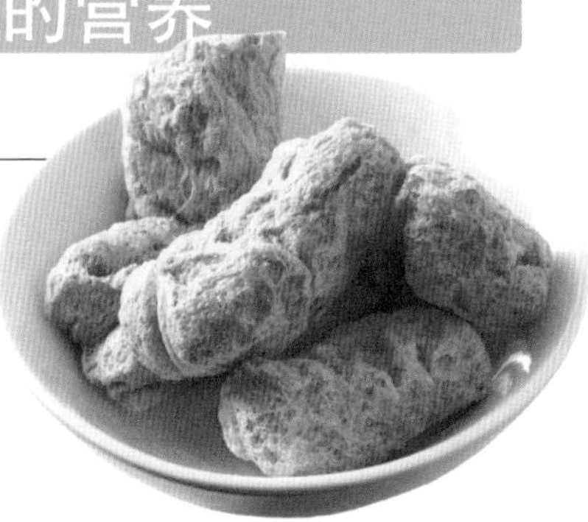

近似于肉类口感的大豆素肉，不但能被做成各种制品，而且其烹饪方式也十分多样。又因为大豆素肉的原料是黄豆，所以它拥有丰富的大豆异黄酮、维生素、无机盐、膳食纤维等营养素。采取济阳式饮食疗法的人严禁食用四足动物的肉，想吃肉时不妨试试大豆素肉吧！

含有**大豆异黄酮**，喝进丰富的营养

豆浆

完整保有黄豆的营养

对这些癌症有效
●乳腺癌 ●前列腺癌 ▲对其他癌症也有效

■明星营养素

大豆异黄酮

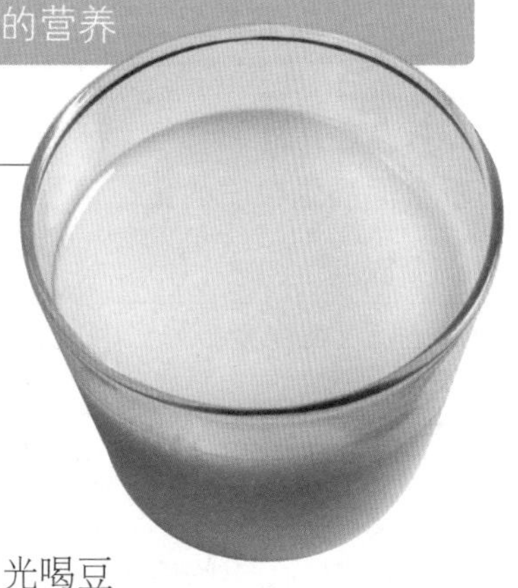

豆浆是黄豆变成豆腐之前的产物，光喝豆浆就能完整摄取到黄豆中的维生素、无机盐、铁等营养成分。建议每天都饮用豆浆，因为豆浆中的大豆异黄酮更容易被人体吸收，能有效防治癌症，尤其是乳腺癌与前列腺癌。

其**B族维生素含量**几乎是**豆腐的2倍**

纳豆

纳豆菌具有抗氧化作用

防癌重点
✚秋葵（黏液素） ➡血液循环加倍顺畅

■明星营养素

大豆异黄酮

纳豆激酶

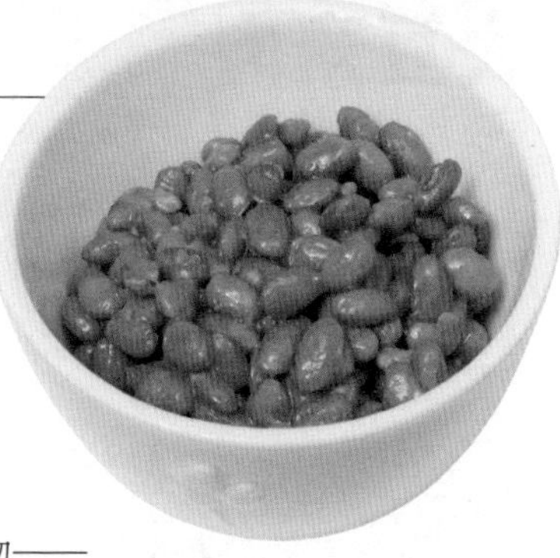

利用纳豆菌发酵黄豆而得到的产物——纳豆，也含有大豆异黄酮等营养成分。经过发酵，纳豆中的B族维生素含量大幅提升，是豆腐的2倍。此外，其中的纳豆激酶可以溶解血栓，纳豆菌有很强的抗氧化作用，故纳豆的营养价值极高。

只需**少量摄取**，就能获得黄豆的**防癌效果**

腐皮

有效摄取皂苷

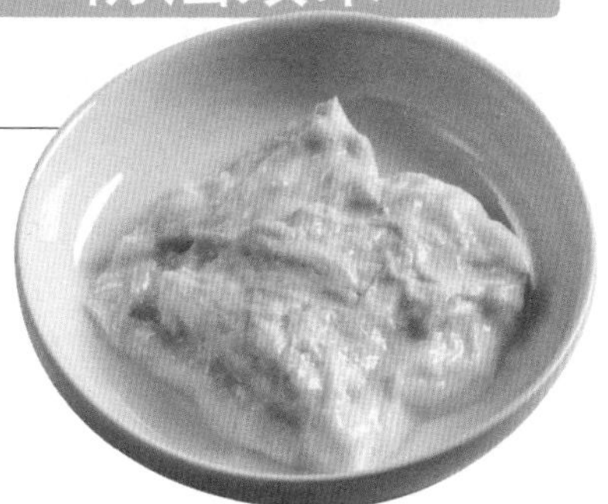

对这些癌症有效
●乳腺癌 ●前列腺癌 ▲对其他癌症也有效

明星营养素

大豆异黄酮

皂苷

豆浆加热后，会在表面凝结一层薄薄的腐皮。腐皮味道清淡，却凝聚了豆腐的大量营养。特别是可以预防动脉硬化与癌症的皂苷，包含在煮黄豆时所产生的泡沫里，所以通过腐皮摄取皂苷是最好的途径。只要小小的分量，就能摄取到丰富的营养。

香辛料 & 调味料

浓缩在黄色色素中的防癌成分

姜黄

不易溶解于冷水中，建议饮用热水泡成的姜黄茶

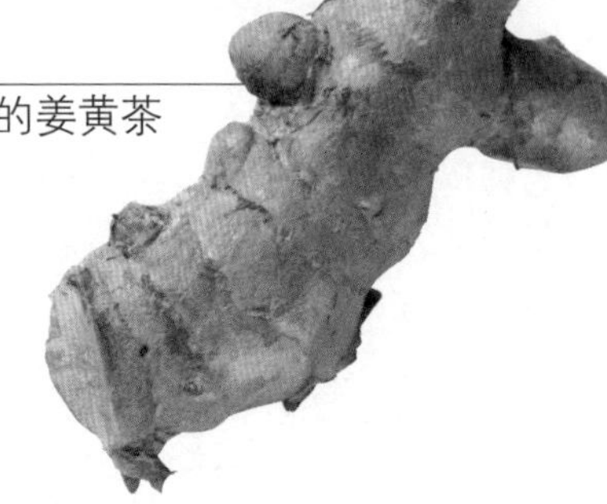

对这些癌症有效
●大肠癌 ●肺癌

■明星营养素

姜黄素

萜烯

镁

维生素E

常被使用在咖喱香料中的姜黄，又称黄姜。形成黄色的姜黄素属于多酚类化合物，进入体内后，会转化为抗氧化作用强的四氢姜黄素，能够抗炎、清除自由基。

此外，姜黄还具有可以强化肝功能、预防肺癌的效果。由于姜黄不易溶解于冷水中，建议用热水冲泡。

含有辣椒素，能强力杀菌、抗菌

辣椒

利用辣味，增添料理风味

防癌重点
＋牛油果（维生素E） ➡预防动脉硬化

■明星营养素

辣椒素

β－胡萝卜素

维生素P

产生辛辣味道的辣椒素具有杀菌、抗菌功能。在菜肴中适当添加一点辣椒，不仅可以增添风味，还能减少盐的用量，达到防癌的效果。辣椒富含β－胡萝卜素、维生素C和维生素P，而维生素P可以增强维生素C的效果。

含有具抗氧化作用的**胡椒碱**，能有效**抑制自由基**

胡椒

善用胡椒，减少盐分

防癌重点
●使用前现研磨能够减少氧化

■明星营养素

胡椒碱

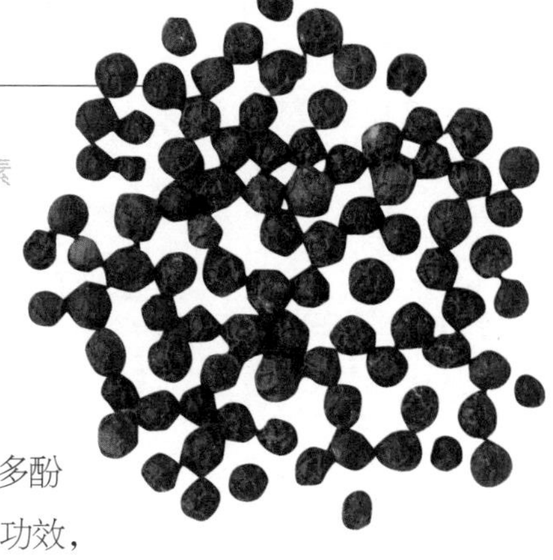

胡椒中的主要成分胡椒碱是一种多酚化合物，具有抗氧化及杀菌、抗炎的功效，还能提高维生素、无机盐的吸收率。虽然胡椒属于需要酌量使用的香辛料，但撒一点在料理上，可以提味并减少盐分的使用量，同时拥有促进消化、增强食欲的效果。

古罗马人都爱用的**秘密香料**

肉桂

有抗氧化效果，又称“桂皮”

防癌重点
＋蜂蜜 ➡强化免疫系统

■明星营养素

丁香酚

锰

铁

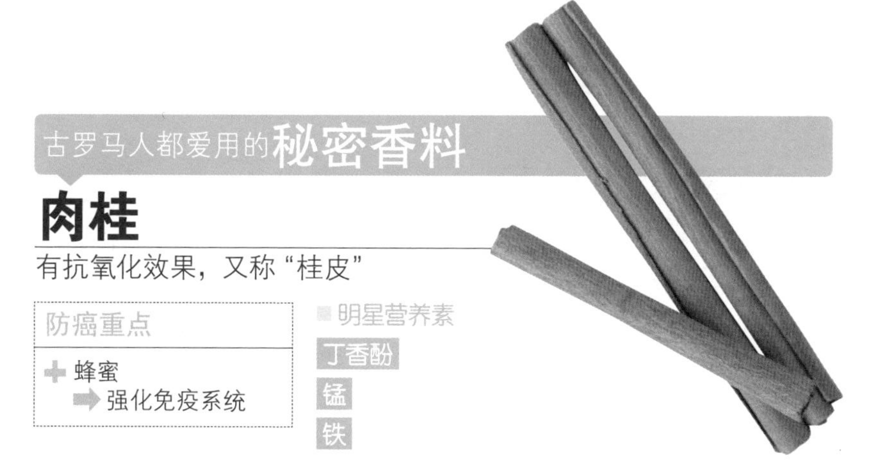

肉桂既是香辛料，也是中药材。它含有一种叫丁香酚的多酚物质，这种物质能清除自由基，并有很强的抗氧化及抑菌作用。此外，肉桂中含有对人体非常重要的锰、铁等无机盐。平时不妨多喝一些肉桂红茶或在饮品中加入适量肉桂，增加抗氧化效果。

姜烯酚、姜酮，联袂防癌

生姜

使用前现磨成泥，效果佳

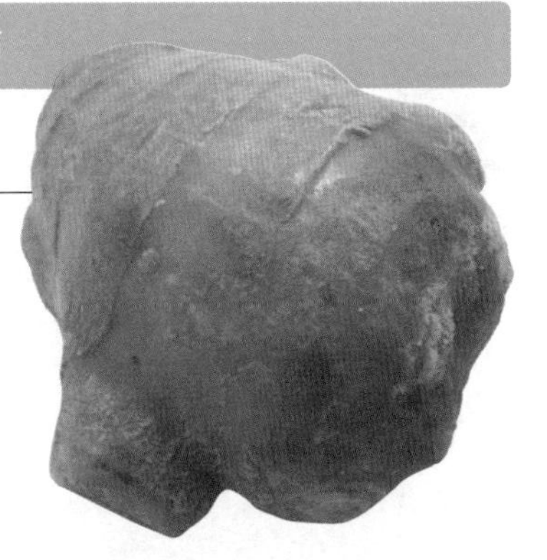

对这些癌症有效
●大肠癌 ●肺癌 ▲对其他癌症也有效

■明星营养素

姜烯酚

姜酮

生姜的辣味成分——姜烯酚和姜酮都有抗炎的作用，可以阻止致癌物质合成，达到抑制癌症的效果。生姜还有杰出的抗氧化作用，可以预防细胞DNA损伤，有效防治癌症。饮食中适当地加入生姜，能够通过其中的消化酶促进消化，达到保护肠胃的效果。

促进柠檬酸循环，有效抑制癌症

醋

杀菌、消除疲劳、促进消化

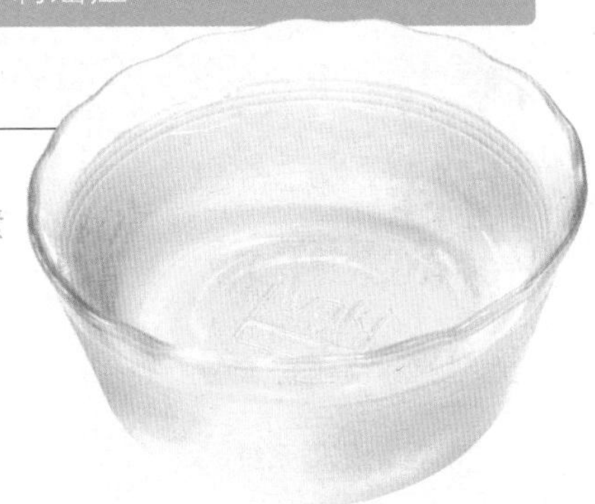

防癌重点
●加入酱油做成调味料，能够减少盐分的使用量

■明星营养素

柠檬酸

醋的种类很多，日本以米醋为主，欧美则以葡萄或苹果制成的果醋为主。不管是哪一种醋，都含有大量柠檬酸等有机酸成分，可以让柠檬酸循环更顺畅，有助于消除疲劳并促进消化。其中，又以黑醋中的柠檬酸含量最高，且黑醋中还有很多具抗氧化作用的多酚，有助于预防癌症。

“防癌食物金字塔”顶端的王者

大蒜

含有大蒜素，能抑制自由基、抑制癌症

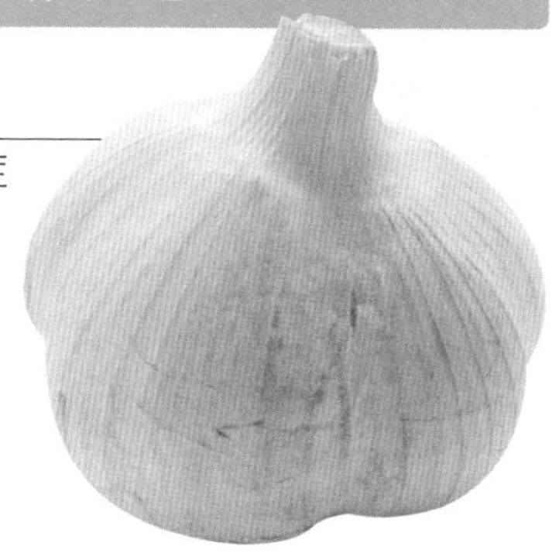

防癌重点
●尽可能磨成泥生食，以留住完整的营养

■明星营养素

大蒜素

维生素

大蒜位居“防癌食物金字塔”顶端，其防癌效果备受肯定。大蒜中发出独特气味的大蒜素不仅具有杀菌、提升免疫力的作用，还能在预防癌症的同时，利用分解过程中产生的含硫氨基酸去除致癌物质。此外，大蒜中丰富的维生素及无机盐均有助于维持人体酸碱平衡与新陈代谢的正常进行。

每天2大匙，增强免疫力

蜂蜜

滋补养身，购买时选择树木系蜂蜜

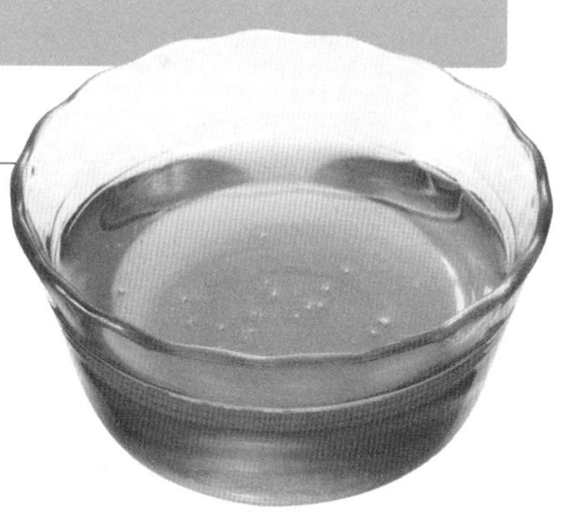

对这些癌症有效
●胰腺癌 ●白血病 ▲对其他癌症也有效

■明星营养素

维生素K

柠檬酸

从古至今，蜂蜜都是增强免疫力食材里的重要一员，它含有丰富的维生素K、无机盐、柠檬酸、琥珀酸等。将蜂蜜拌入酸奶中一起食用，可使提升免疫力的效果加倍！市面上的蜂蜜产品众多，请务必选择农药残留低、纯度高的高品质树木系蜂蜜。

其中的**辣味**成分能**有效防癌**

山葵

促进消化、增进食欲

对这些癌症有效

- 胃癌

明星营养素

异硫氰酸酯

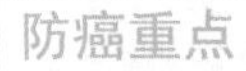

＋蜂蜜

➡强化免疫系统

山葵具有独特的辛辣味道，其主要成分是异硫氰酸酯，这种成分在防癌及杀菌方面的功效很显著，同时能有效预防食物中毒。此外，山葵可以增进食欲、帮助消化和吸收，同时避免自由基产生，抑制癌细胞生长。

高汤食材

天然晒干后，营养价值更高

干香菇

富含维生素 D，可促进钙的吸收

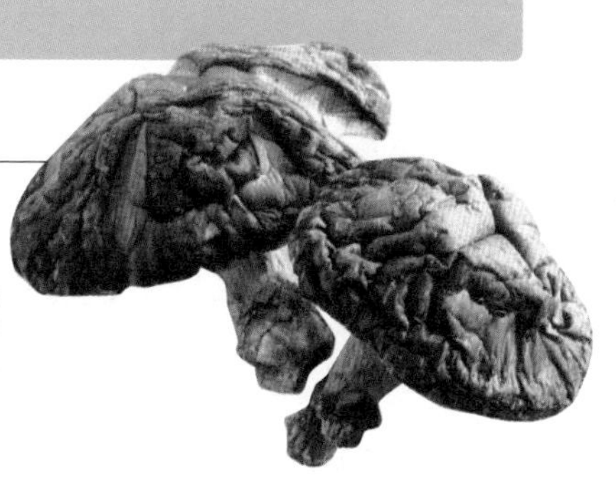

防癌重点
+ 黄豆（钙质） ➡ 强健骨骼

明星营养素

β-胡萝卜素

香菇嘌呤

与同等重量的鲜香菇相比，干香菇的β-胡萝卜素含量更高，营养价值也更高。经过日晒、紫外线照射，鲜香菇中的麦角固醇会转换成维生素D，可促进钙的吸收。对于要求低盐的济阳式饮食疗法来说，用干香菇熬煮的高汤作为调味品最好不过了。

精氨酸能扩张血管，促进血液循环

柴鱼片

请选择低盐产品

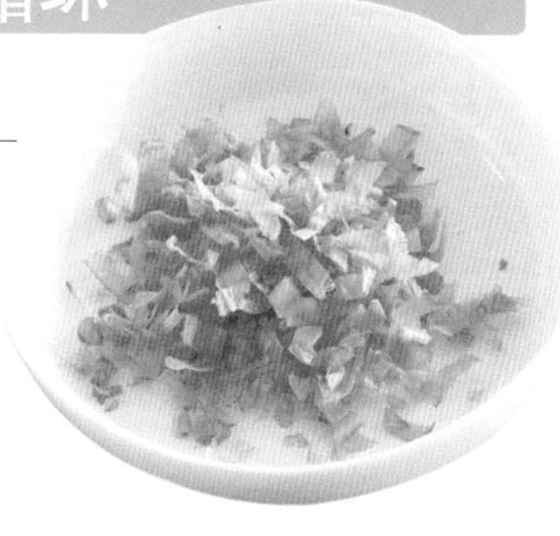

防癌重点
● 实行低盐生活的好帮手

明星营养素

肌苷酸

精氨酸

柴鱼里的甜味来源于肌苷酸，这种成分不仅可以活化全身的细胞，还是一种和细胞内DNA相关的物质。柴鱼片中的精氨酸具有扩张血管、使血液循环顺畅的功效。建议使用柴鱼片来制作高汤，这样不仅能使汤汁鲜美，还能减少调味料的使用量。

饮品

一次摄取大量植化素，有效抑制癌症

青汁

浓缩大量营养的“青色魔法汁”

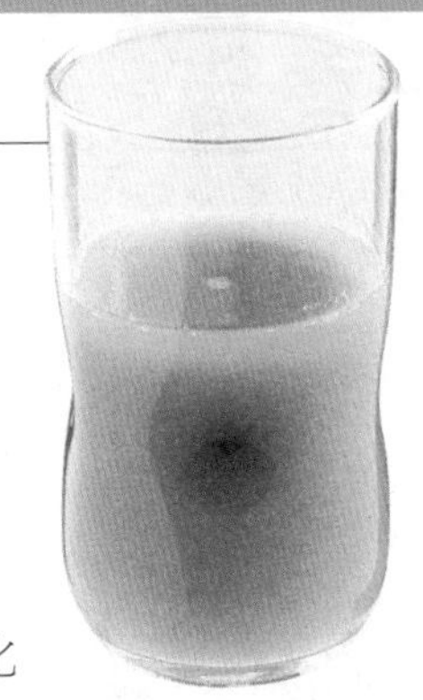

对这些癌症有效
●乳腺癌 ●恶性淋巴瘤 ●白血病 ▲对其他癌症也有效

■明星营养素

植化素

想防癌，必须摄取大量的植化素。天然植化素主要存在于黄绿色蔬菜中，因此每天喝青汁是摄取植化素最有效的方法。青汁最好自己制作，但如果不能自己制作的话，可以选择添加剂较少的冷冻产品。

下午茶饮品，也能抑制自由基

红茶

含有类黄酮，抗氧化作用强

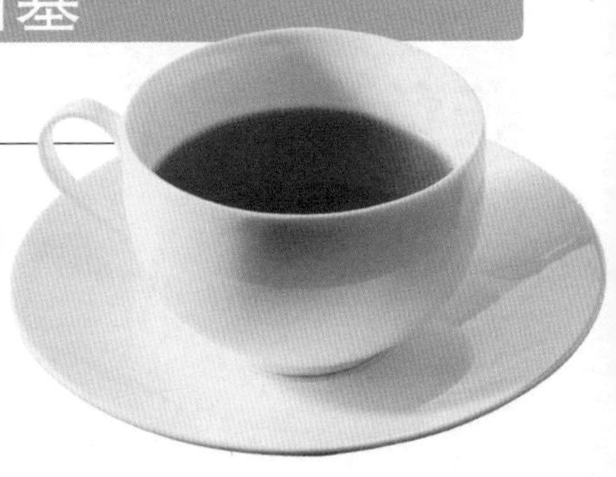

防癌重点
●装在密闭容器中并放置在阴暗处，可避免氧化

■明星营养素

茶黄素

绿茶是未发酵的茶，乌龙茶属半发酵茶，红茶则是全发酵茶。这三者都含有丰富的儿茶素，这种成分具有很强的抗氧化作用。虽然经过发酵，儿茶素会聚合成茶黄素（仍属于类黄酮），但其抗氧化作用并不会受到影响。午后来一杯红茶，舒缓身心的同时还能帮助身体抗氧化。

苦味成分，具有抗氧化作用

咖啡

1天以3杯为限

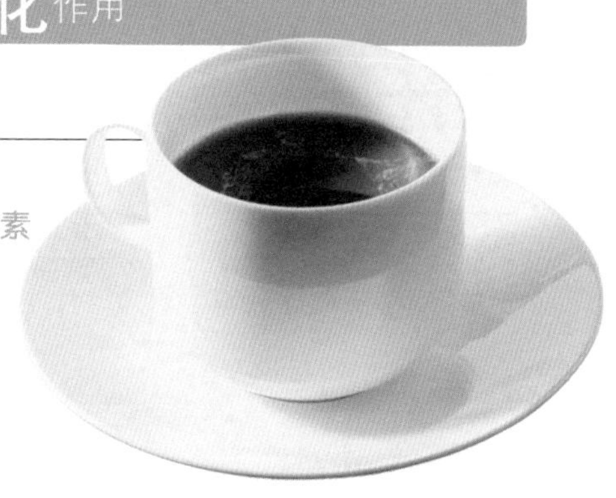

对这些癌症有效
●大肠癌 ●皮肤癌 ▲对其他癌症也有效

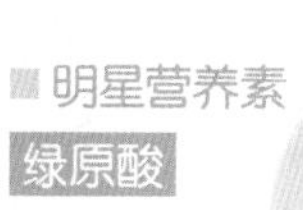

咖啡含有很多可保护心血管、抗氧化效果显著的多酚，例如绿原酸，其含量甚至可与红酒相匹敌。不过，咖啡要避免过量摄取，在济阳式饮食疗法中，1天以3杯为限，并且尽可能挑选质量好的咖啡。

含有丰富的多酚，营养价值高

可可（巧克力）

用蜂蜜来增加甜度

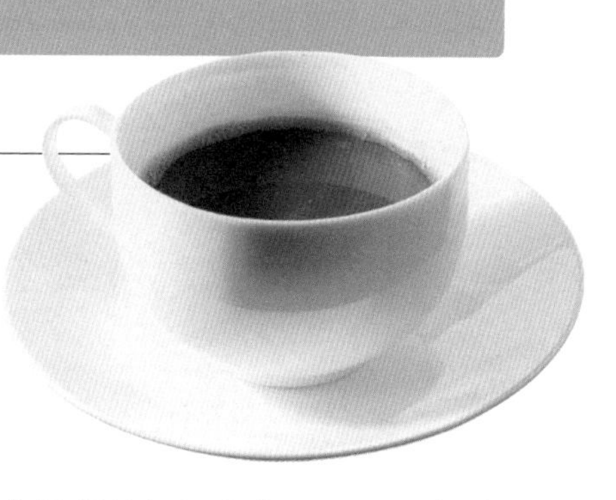

对这些癌症有效
●大肠癌 ●皮肤癌 ▲对其他癌症也有效

明星营养素

可可多酚

B族维生素

可可中的植化素可可多酚，不仅有很强的抗氧化作用，还能维持血管健康。除此之外，可可还含有B族维生素、钾、钙等，营养价值很高！如果想增加甜度，应避免选用添加了许多糖分与添加剂的产品，可选用蜂蜜（麦卢卡或树木系）或含消化酶的红糖。

浓缩了营养的现榨果汁

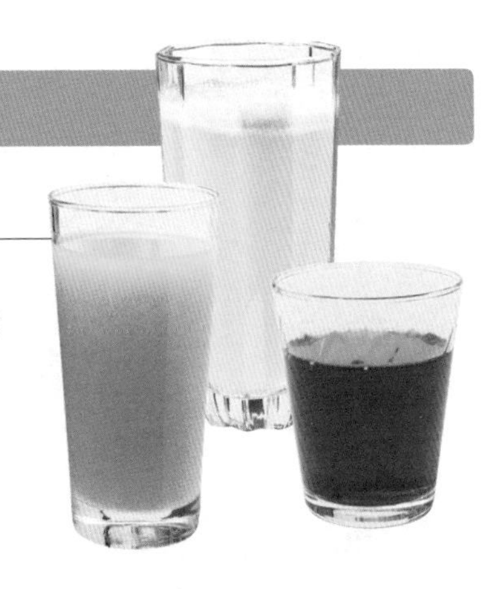

果汁

连皮一起现榨现喝，营养不流失

防癌重点
●最好再加入 2 个柠檬

明星营养素

维生素 C

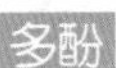

水果中的维生素C及多酚都十分丰富，其抗氧化作用也很强。但因为营养素多半聚集在果皮与果肉之间，所以连皮一同榨汁饮用效果更好！

此外，由于营养会随着时间流失，所以济阳式饮食疗法强调蔬果汁一定要现榨现喝，绝对不能用市售的产品。

日常生活中尽量避免接触自由基

水

避免饮用自来水

防癌重点
●包含蔬果汁在内，每天最好饮用 2.5 升水

明星营养素

无机盐

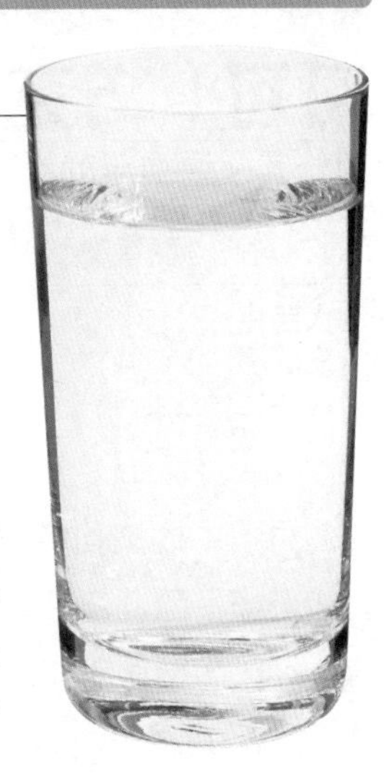

为了消毒，自来水中会添加氯气。但氯气和水产生反应后，容易生成对身体有害的次氯酸，而且水中含有三氯甲烷等致癌物质。每天都要喝的饮用水，最好选择未经过加热及杀菌处理、纯净无污染的天然矿泉水。

每天饮用新鲜现榨的蔬果汁

蔬果汁

济阳式饮食疗法的基础

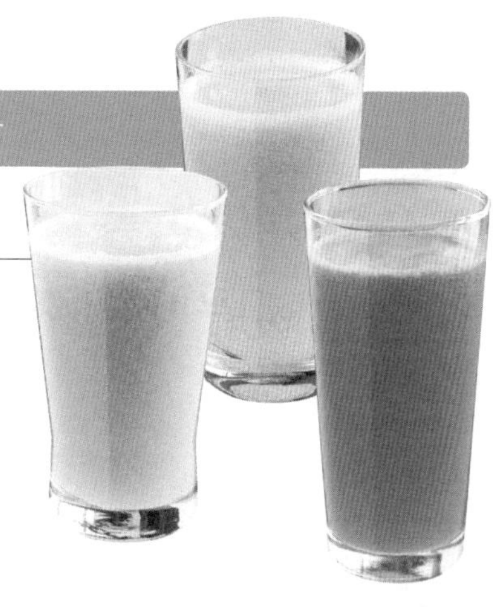

对这些癌症有效
✚添加水果 ➡依喜好调配口味

明星营养素

植化素

防癌饮食疗法的关键之一，就是必须摄取大量新鲜的植化素。虽然植化素大多包含在蔬果里，但直接吃蔬果很难摄取到足够的量。

为此，济阳式饮食疗法大力推荐喝蔬果汁，让大家能充分摄取到所需的营养素。希望每天都能喝1.5～2升的蔬果汁。

含有丰富的儿茶素，其抗氧化作用备受关注

绿茶

制成抹茶，连茶叶一起喝更有效

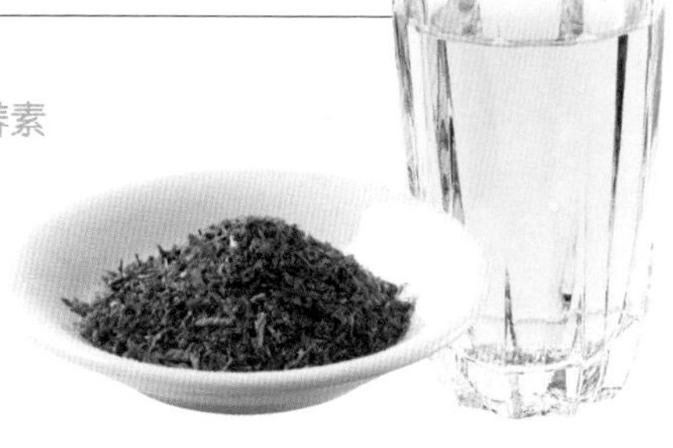

对这些癌症有效
●胃癌 ▲对其他癌症也有效

明星营养素

儿茶素

绿茶中苦涩的儿茶素不仅有杀菌功能，还有很强的抗氧化作用。科学实验证明，儿茶素能避免脂肪氧化，抑制以胃癌为主的各种癌症。将绿茶加工成抹茶食用，就能连茶叶一同喝下，如此一来还能摄取到β-胡萝卜素与维生素E。

专栏

身体冰冷的时候 就靠暖呼呼的汤来摄取营养

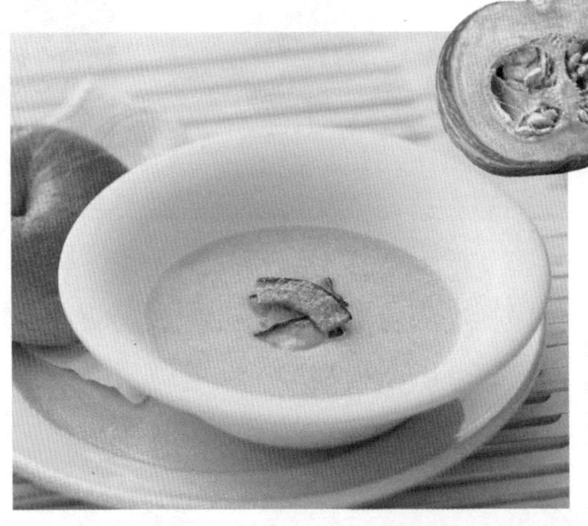

济阳式饮食疗法的基础是尽量摄取各种蔬菜、水果。但若光喝蔬果汁，身体容易变寒，建议大家多喝加了大量蔬菜的热汤。

汤可以用一般的锅具熬煮，也推荐使用十分方便的浓汤机。只要把切好的食材全部倒进浓汤机里，大约30分钟之后就可以享用浓稠、美味又有饱足感的汤了。患胃癌或有咀嚼困难的人，都能通过喝汤解决消化不良的问题。

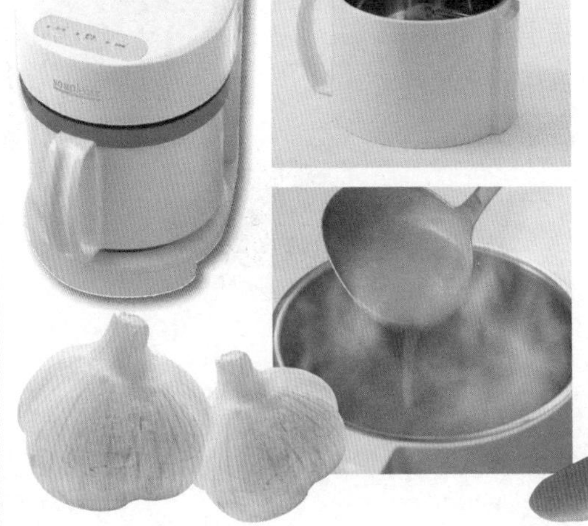

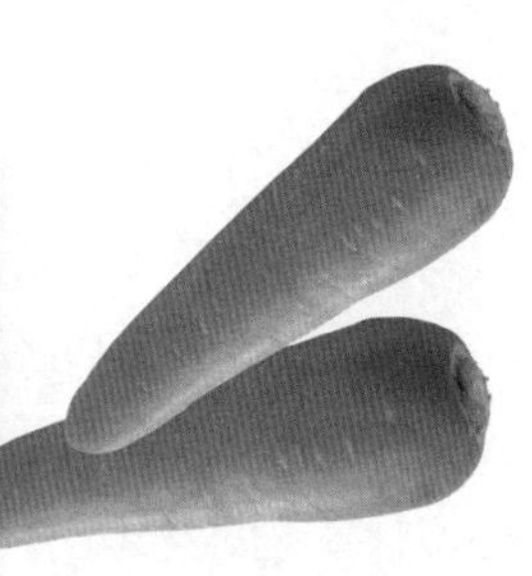

癌症康复者都这样吃

济阳式 防癌食谱

做法简单、可长时间执行

精选防癌食材在这里

防癌 富含番茄红素，可抑制大肠癌

苹果西红柿蔬果汁

（500毫升）※服用抗癌药的同时喝300毫升

◎材料（1人份）

小松菜……40克（1株）
上海青……100克（1株）
卷心菜……300克（5片）
苹果……250克（1个）
西红柿……100克（1个）
红甜椒……75克（1/2个）
柠檬……200克（2个）

◎做法

1. 将所有食材清洗干净。
2. 根据榨汁机的大小将小松菜、上海青及卷心菜切成适当大小。
3. 苹果去核，西红柿去蒂，红甜椒去子，柠檬剥除外皮并去子，再将它们切成适当大小。
4. 将所有食材放入榨汁机，榨成蔬果汁后即可倒入玻璃杯中饮用。

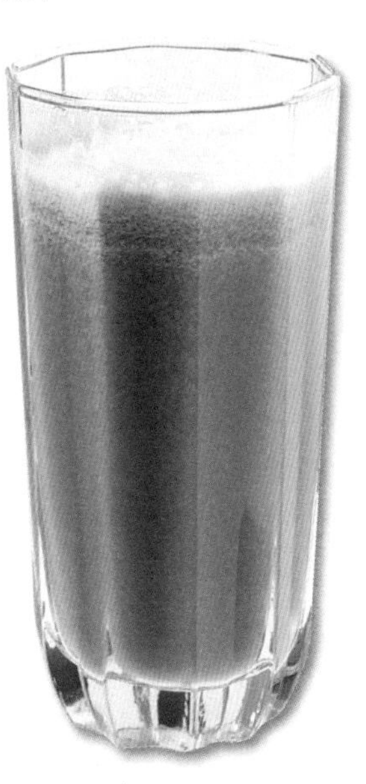

115 kcal　脂肪：0.6 g

※按蔬果汁计算营养价值，1 kcal≈4.186 kJ，后同

防癌 利用黄绿色蔬菜中的胡萝卜素抗击肺癌

胡萝卜蔬果汁

（400～450毫升）

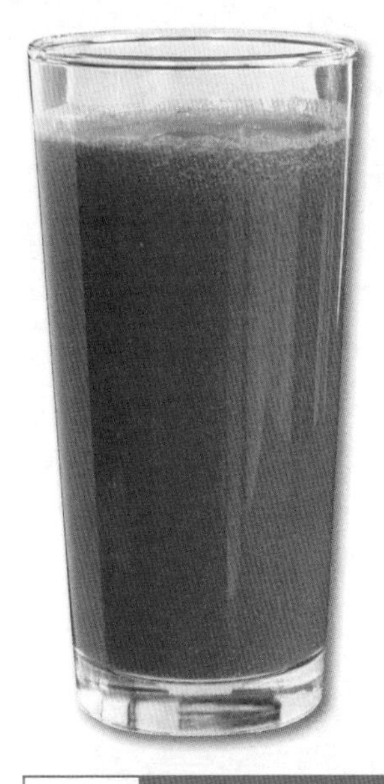

114 kcal　脂肪：0.8 g

◎材料（1人份）

西红柿……100克（1个）
苹果……60克（1/4个）
柠檬……100克（1个）
卷心菜……125克（1/8棵）
胡萝卜……200克（1根）
红甜椒……150克（1个）
西蓝花……60克（1/4朵）
小松菜……80克（2株）

◎做法

❶ 将所有食材清洗干净。
❷ 西红柿去蒂，苹果去核，柠檬去皮、去子，然后将所有食材切成适当大小。
❸ 将所有食材倒入榨汁机，榨成蔬果汁后即可倒入玻璃杯中饮用。

防癌 富含褐藻素，可抑制大肠癌

昆布根水

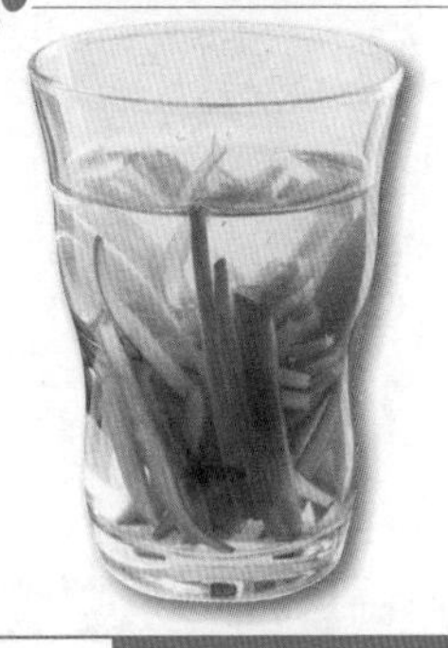

7 kcal　脂肪：0.1 g　盐分：0.3 g

◎材料（1人份）

昆布根……约5克（1根）
水……180毫升

◎做法

❶ 将昆布根放入水中浸泡一晚。
❷ 隔天早上将浸泡昆布根的水喝掉。

防癌

营养满分，有效清除癌细胞

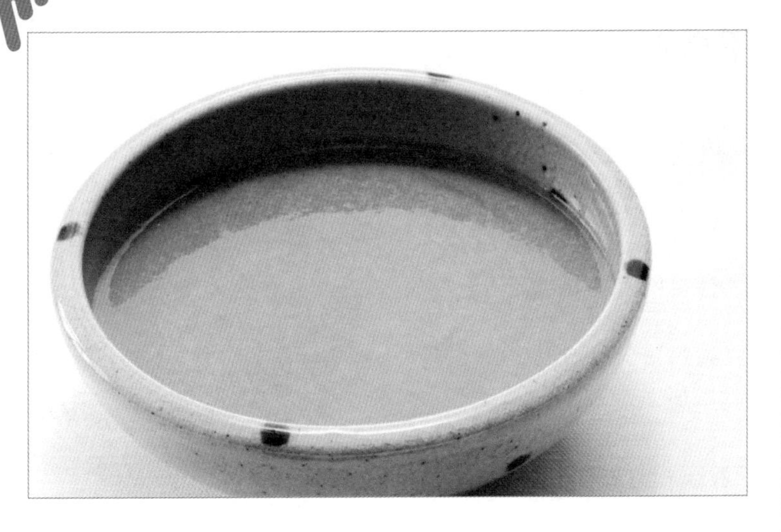

菠菜马铃薯浓汤

◎材料（1 人份）

- 菠菜 …… 50 克
- 洋葱 …… 20 克（1/8 个）
- 马铃薯 …… 25 克
- 水 …… 100 毫升（1/2 杯）
- 豆浆（煮熟） …… 100 毫升（1/2 杯）
- 月桂叶 …… 0.1 克（1 片）
- DIY 低盐调味料 …… 少许

84 kcal　脂肪: 2.3 g　盐分: 0.1 g

●DIY低盐调味料

材料、做法（1人份）

将适量的低钠盐、干燥迷迭香及香菇粉混合均匀。

◎做法

1. 将所有蔬菜清洗干净。
2. 菠菜根部切掉约 3 厘米，洋葱切成半圆状，马铃薯削皮后切成 4 等份，用沸水焯一下。
3. 将除豆浆、DIY 低盐调味料外的所有食材倒入锅中，以中火煮至食材变软。
4. 取出月桂叶，放入食物调理机中打成泥状，再倒回锅中。
5. 加入豆浆，加热至即将沸腾时熄火，最后依喜好添加 DIY 低盐调味料。

防癌

黄绿色蔬菜含有丰富的多酚

素烤什蔬

◎材料（1 人份）

南瓜 ………… 20 克
番薯 ………… 20 克
胡萝卜 ………… 20 克

◎做法

❶ 将所有食材清洗干净后放入盘中。
❷ 用保鲜膜包好，用微波炉加热至熟即可。

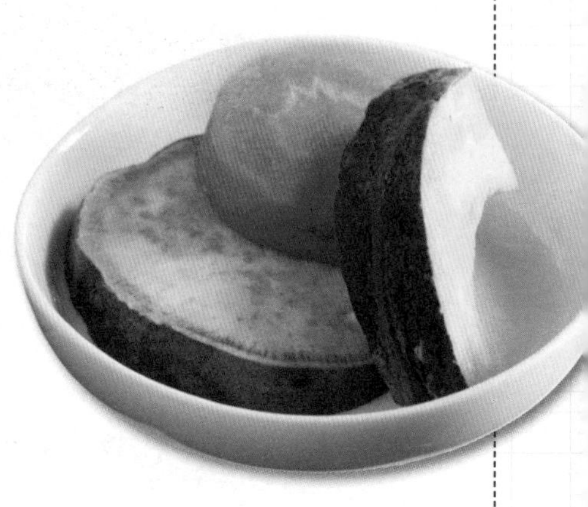

47 kcal	脂肪：0.1 g

防癌

发挥大蒜素的防癌威力

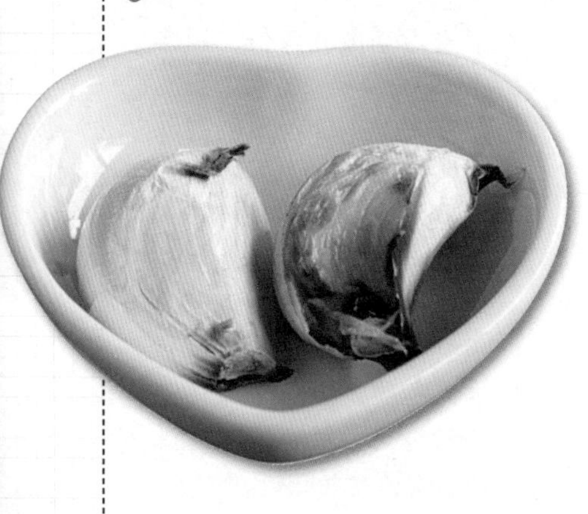

香烤大蒜

◎材料（1 人份）

大蒜（国产） ………… 2 瓣

◎做法

❶ 将大蒜清洗干净，擦干水分。
❷ 带皮放入烤箱中烘烤，烤至微焦后翻面，再烤至微焦。

12 kcal	脂肪：0.1 g

防癌 可以替代主食的健康食材

烤番薯

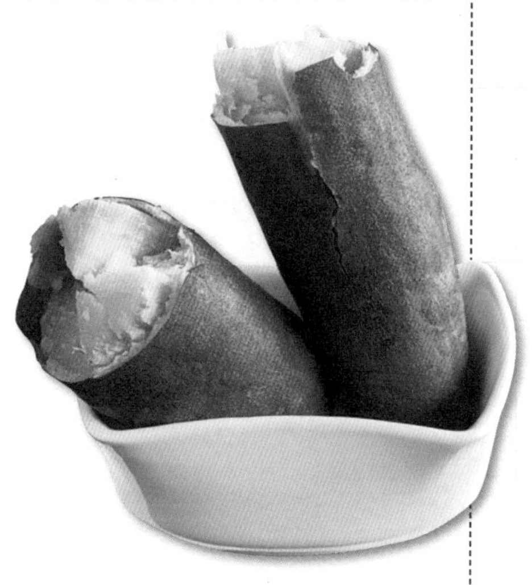

◎材料（1人份）

番薯 …… 1个

◎做法

❶ 将番薯清洗干净，连皮直接用铝箔纸包裹好。

❷ 将番薯放进小烤箱中烤熟或放入电饭锅中蒸熟。

178 kcal 脂肪：0.3 g

防癌 活用富含芝麻素等抗氧化成分的芝麻

芝麻拌菠菜

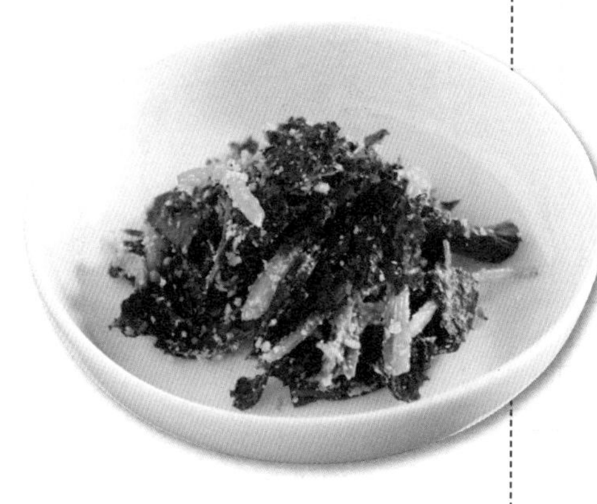

◎材料（1人份）

菠菜 …… 1株

白芝麻 …… 1小匙

原味海苔 …… 1小片

◎做法

❶ 将菠菜洗净，焯水，滤干水分，切成小段。

❷ 白芝麻下锅，干煸炒香；原味海苔撕成条状。

❸ 将所有食材混合均匀即可。

23 kcal 脂肪：1.4 g

防癌

米醋中的柠檬酸可增强免疫力

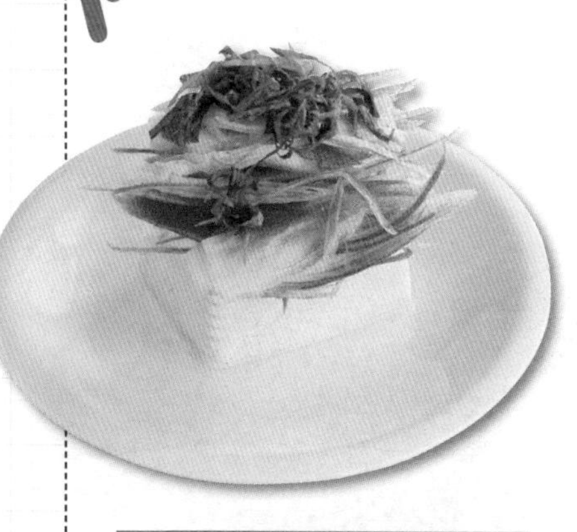

59 kcal　脂肪: 3.2 g

香料凉拌豆腐

◎材料(1人份)

豆腐 …………… 75克(1/4块)
青紫苏…………………… 1克(1片)
蘘荷 ………………… 20克(2棵)
米醋 ………… 5毫升(1小匙)

◎做法

❶ 将豆腐对半切开，盛入盘中。
❷ 将青紫苏洗净，切成丝；蘘荷洗净，切成薄片。
❸ 将青紫苏和蘘荷放在豆腐上，再淋上米醋即可。

防癌

含有丰富的褐藻素

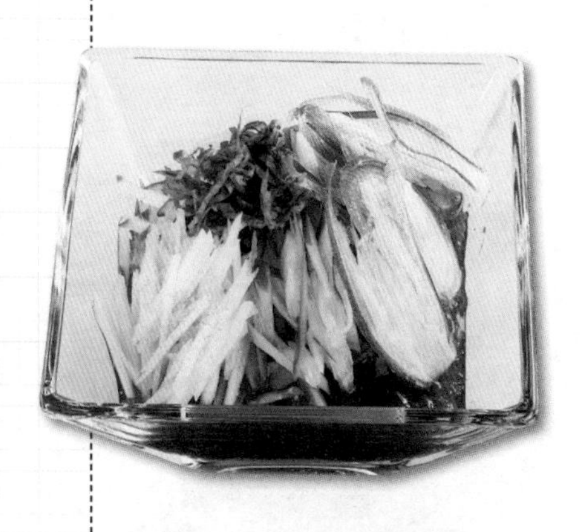

26 kcal　脂肪: 0.1 g　盐分: 0.1 g

海发菜醋物

◎材料(1人份)

海发菜…………………………… 50克
青紫苏…………………… 1克(1片)
生姜 ………………… 5克(1片)
蘘荷 ………………… 10克(1棵)
小黄瓜………… 50克(1/2个)
米醋 ……… 30毫升(2大匙)

◎做法

❶ 将所有蔬菜洗净。
❷ 生姜削皮后与青紫苏、小黄瓜一起均切成丝，蘘荷切成薄片。
❸ 将海发菜倒入小碗中，放上步骤❷中的食材，然后淋上米醋即可。

防癌 补充β–葡聚糖

大蒜炒舞茸

◎材料（1 人份）

舞茸 …………25 克（1/4 小包）
洋葱 ………… 50 克（1/4 个）
大蒜 ……………………5 克（1 瓣）
生姜 ……………………5 克（1 片）
豆芽菜……… 200 克（1 小包）
芝麻油……… 4 毫升（1 小匙）

◎做法

❶ 将所有蔬菜洗净。
❷ 舞茸剥成小块；洋葱切成半圆形；大蒜去皮，切成薄片；生姜去皮，磨成泥。
❸ 将除芝麻油外的所有食材放入平底锅中，盖上锅盖蒸煮。
❹ 待蔬菜熟软后，沿锅沿倒入芝麻油即可。

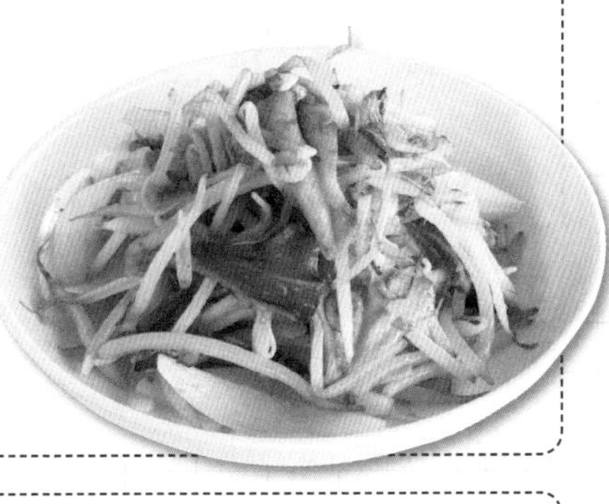

93 kcal 脂肪: 4.5 g

防癌 富含纤维、酶，帮助消化

纳豆佐魩仔鱼萝卜泥

◎材料（1 人份）

魩仔鱼干 ………………………… 5 克
纳豆 ………………… 50 克（1 盒）
萝卜泥………………………… 60 克

◎做法

❶ 锅中加水煮沸，放入魩仔鱼干汆烫以去除盐分，捞出，沥干水分。
❷ 将纳豆搅拌至出现黏性后，放上魩仔鱼及萝卜泥。

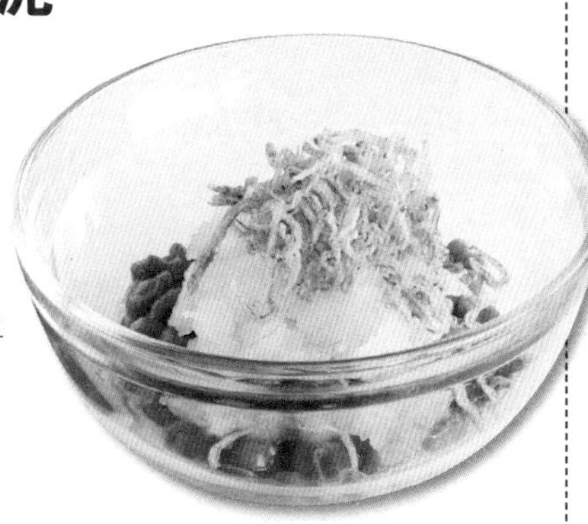

116 kcal 脂肪: 5.1 g 盐分: 0.2 g

防癌 鲑鱼虾青素，提升免疫力

炒鲜蔬佐鲑鱼

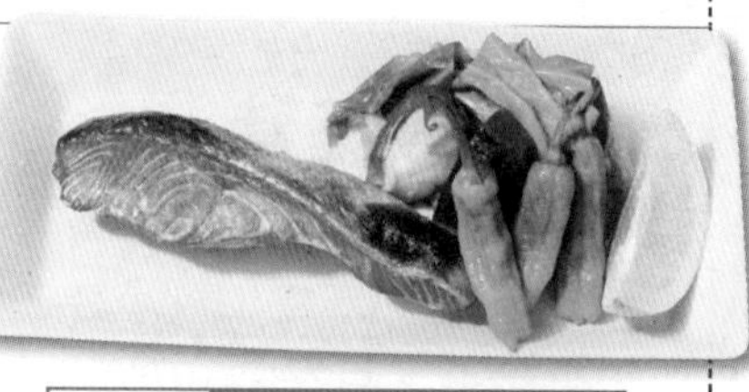

118 kcal 脂肪: 4.7 g 盐分: 0.1 g

◎材料（1 人份）

生鲑鱼……60 克（1 片）
香菇……10 克（1 朵）
卷心菜叶……30 克（1/2 片）
青辣椒……15 克（3 个）
橄榄油……2 克（1/2 小匙）
柠檬……15 克（1/6 个）

◎做法

❶ 将生鲑鱼洗净，擦干水分，放入烤箱烤熟。
❷ 将所有蔬菜洗净，香菇对半切开，卷心菜叶切成小片，柠檬切成小片。
❸ 加热平底锅，倒入橄榄油，加入所有蔬菜煸炒。
❹ 将烤鲑鱼与炒熟的蔬菜盛入同一个盘中，再放入柠檬片即可。

防癌 有助于清除自由基

蓝莓酸奶

◎材料（1 人份）

蓝莓……20 克
酸奶……200 克
蜂蜜……21 克（1 大匙）

◎做法

❶ 将蓝莓清洗干净，擦干水分。
❷ 将酸奶倒入小碗中，淋上蜂蜜，摆上蓝莓。

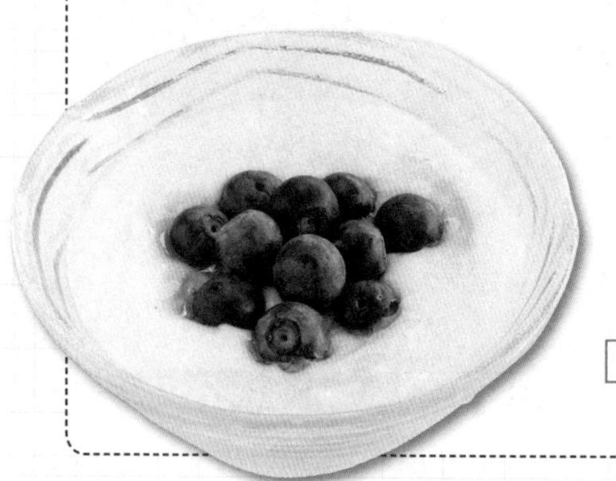

196 kcal 脂肪: 6.0 g 盐分: 0.2 g

防癌

加入芋头，增强免疫力

根茎蔬菜咖喱

◎材料（1人份）

芋头 ………… 60克
牛蒡 ………… 20克（1/9根）
胡萝卜 ………… 30克
白萝卜 ………… 30克
昆布 ………… 1克
干香菇 ………… 2克（1朵）
水 ………… 200毫升（1杯）
鸡里脊 ………… 50克（1块）
洋葱 ………… 40克（1/4个）
糙米饭 ………… 70克
低盐酱油 …3毫升（1/2小匙）
酒 ………… 1小匙
咖喱粉 ………… 4克（2小匙）

◎做法

❶将所有蔬菜清洗干净。

❷锅中放入水、昆布、干香菇，煮至沸腾前取出昆布，高汤完成；香菇切成丝，备用。

❸芋头、牛蒡去皮，切成2厘米厚的小块；胡萝卜、白萝卜去皮，切成3厘米厚的长方形块。

❹将鸡里脊放入沸水中，汆烫至变白后剥成鸡丝状；洋葱去皮后切成薄片。

❺将步骤❸中的食材加入步骤❷的高汤中，炖煮至所有食材变软，加入低盐酱油、酒，再倒入步骤❹中的食材及咖喱粉，炖煮入味。

❻将糙米饭盛入盘中，淋上炖煮完成的蔬菜鸡肉咖喱即可。

282 kcal 脂肪：2.0 g 盐分：0.4 g

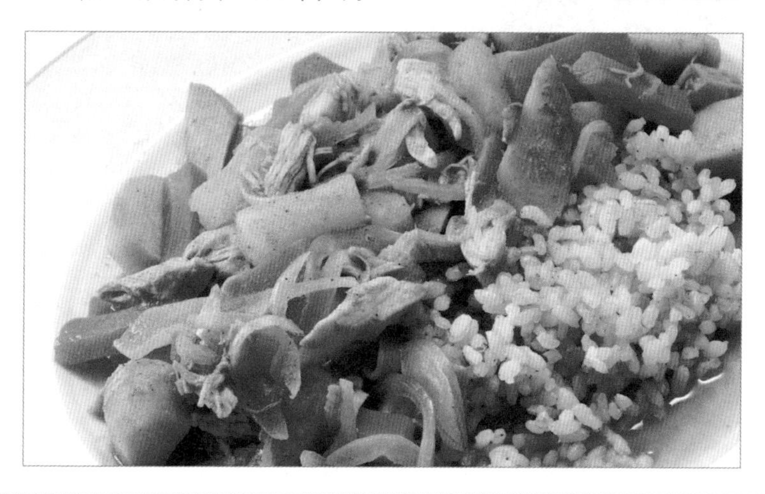

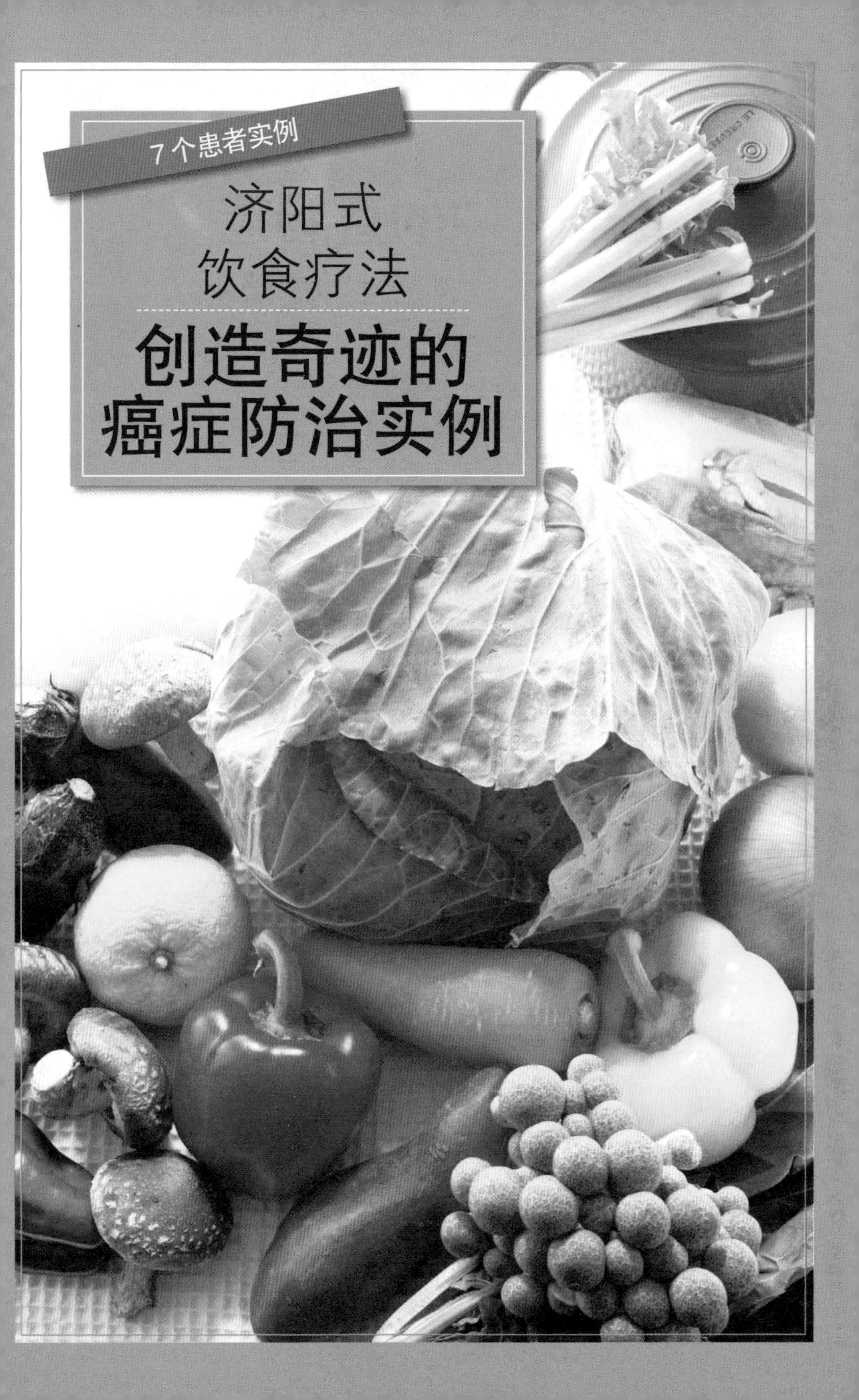
7个患者实例
济阳式
饮食疗法
创造奇迹的
癌症防治实例

1

恶化中的直肠癌

（直径6.3厘米的恶性肿瘤消失了）

55岁·家庭主妇

●发病到康复：6 个月
由于骨盆浸润而无法动手术的直肠癌，
依靠化疗与饮食疗法获得好转

这名患者在2010年7月被诊断出患有直肠癌时，其肿瘤已长到直径6.3厘米。由于伴随骨盆浸润，这名患者无法动手术，再加上对放射性治疗难以适应，最后只能依靠抗癌药剂（化疗）进行治疗。

她转诊到我们医院来时大概是2010年11月，当时她已接受化学治疗2个月左右，正电子发射体层显像（PET）发现，其肿瘤直径已经缩小约4厘米。虽然如此，但还是不能掉以轻心！

我建议这位患者在化疗的同时，一并进行饮食疗法，并给了她许多包含食材在内的详细建议。回想患者11月到我们医院来时，她的癌胚抗原（CEA）指数为51 ng/ml，但到12月时该指数已降到12.7 ng/ml，2个月后达到标准范围内的2.4 ng/ml。而且，MRI（核磁共振）、CT（计算机体层扫描）、PET、内视镜或细针穿刺切片等都不能证明患者有癌症的迹象。

虽然她在2012年因CEA指数稍稍上升而做了腹腔镜手术，但现在依然持续实行饮食疗法，身体情况良好。

扩散到骨盆的肿瘤在半年内消失了

在化疗与饮食疗法的配合下，直径6.3厘米的肿瘤于半年内消失了。

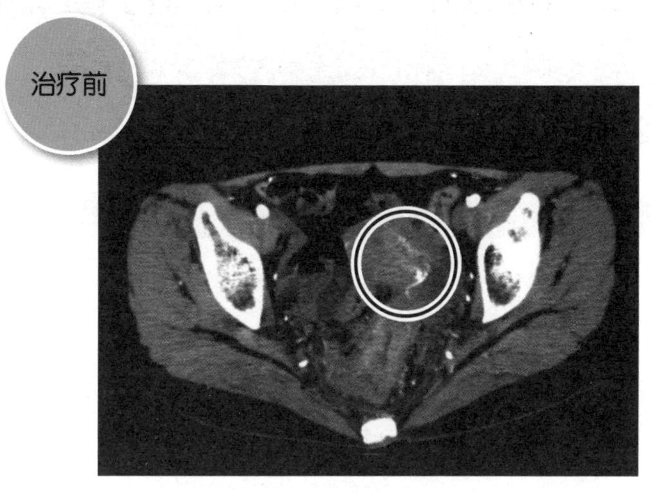

可以看到骨盆中的肿瘤已经长到直径6.3厘米

●癌胚抗原（CEA）及糖链抗原19-9（CA19-9）指数的变化（括号内为标准值）

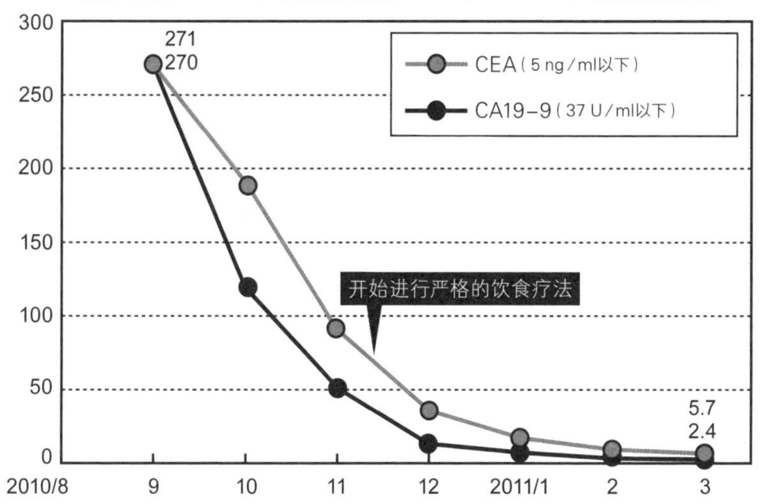

发病时过高的癌胚抗原（CEA）及糖链抗原（CA19-9）指数
在6个月之后都恢复至正常范围

2

转移至肝脏、淋巴结的胃癌

（被宣告仅剩一年寿命，最后竟奇迹康复了）

55岁·自由职业者

●发病到康复：3 年
本来无法动手术的胃癌四期，饮食疗法＋化疗双管齐下，动手术后康复

患者于2009年8月发现自己罹患胃癌，随后住进癌症中心接受治疗。经过检查发现，其癌症已经转移到肝脏和淋巴结，无法通过手术切除病灶。当时的主治医生告诉他，这种情况的平均剩余寿命只有短短的13个月！

后来这名患者在住院期间，因缘际会读到我的著作，自己开始实行饮食疗法。

2009年10月，他来到我们的医院进行PET检查，我建议他在癌症中心做化疗的同时，实行饮食疗法。到了11月，其胃部肿瘤开始出现缩小的迹象；2010年3月，癌症转移至肝脏的现象消失了；2011年10月，癌症转移至淋巴结的现象也消失了。

癌症转移的现象消失后，患者于2012年9月接受全胃摘除手术，切除所有病灶。这一切都要归功于这位患者严格遵守济阳式饮食疗法的8大原则，并且认真接受治疗。

依靠化疗与饮食疗法，肿瘤缩小了

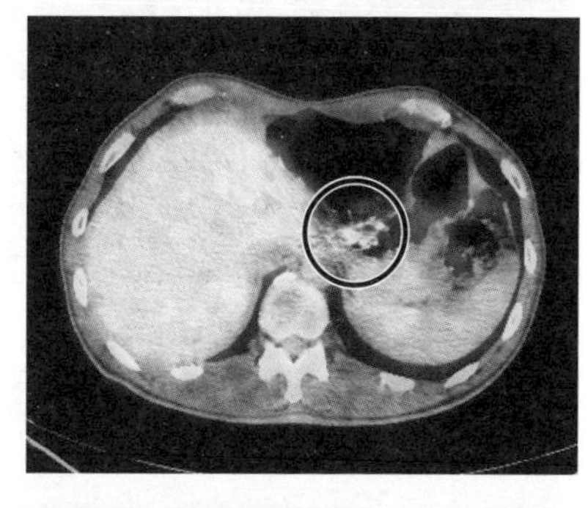

患者在2009年8月被查出患有胃癌时，其肿瘤已长到直径6厘米左右，甚至转移到肝脏和淋巴结，无法通过手术切除病灶。

在接受化疗和饮食疗法2年后，患者胃部的肿瘤缩小至原来的1/4，转移至肝脏和淋巴结的现象也消失了（2011年11月），最后患者通过手术成功摘除肿瘤。

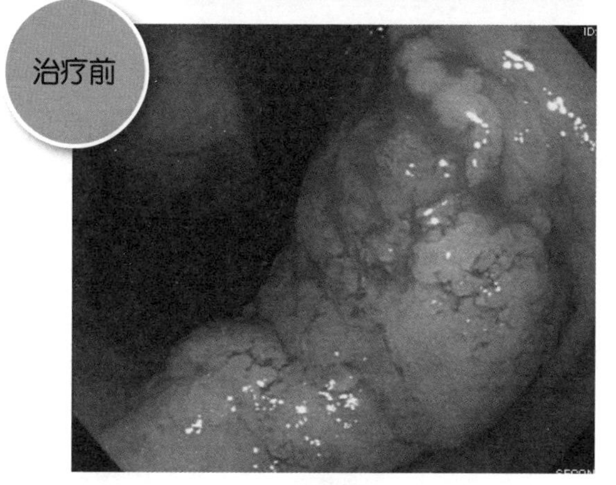

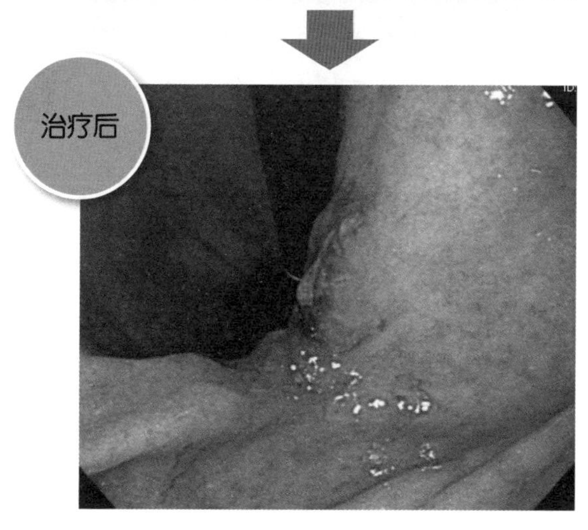

3

再三发病的卵巢癌

（即使不断复发，依然有康复的机会）

66岁·美容院经营者

●三次发病至康复：20个月
动三次手术都无法降低肿瘤指数，
实行饮食疗法后，肿瘤指数下降到标准范围内

1998年3月，患者因罹患卵巢癌手术摘除了卵巢、子宫。本以为这样就可以一劳永逸，没想到癌症竟在2004年复发，患者只好再次手术摘除部分骨盆淋巴结。

此后患者持续接受化疗至2005年，但其癌胚抗原（CEA）指数却降不下来，到2006年竟再次复发！化疗的疗效有限，于是这名患者后来经人介绍到我们医院来接受治疗。

2010年2月，这名患者到我们医院来时，其癌抗原125（CA125）指数约为71 U/ml，远远超过标准值。我当时心想，这名患者若要避免往后再次复发，势必得从日常生活习惯开始调整，于是建议她实行饮食疗法。

当她开始以糙米为主食，而且每天不间断地饮用蔬果汁后，她的肿瘤指数开始下降。20个月后，其CA125指数终于达到标准范围内的24 U/ml，至今未再复发。

再三发病的卵巢癌也能获得改善

这名患者罹患卵巢癌后即接受根治性全切除手术，没想到经过6年在骨盆处复发，再次摘除患部兼做化疗，结果没多久又再次复发（CA125指数为71 U/ml）。但在患者实行饮食疗法20个月后，其肿瘤指数渐趋正常。

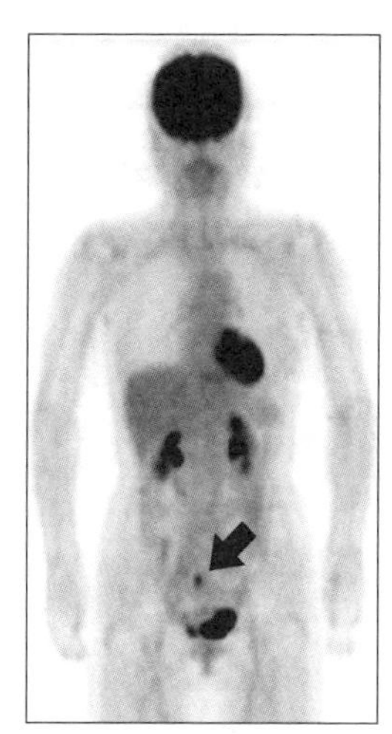

2006年12月4日骨盆内有直径1厘米的肿瘤

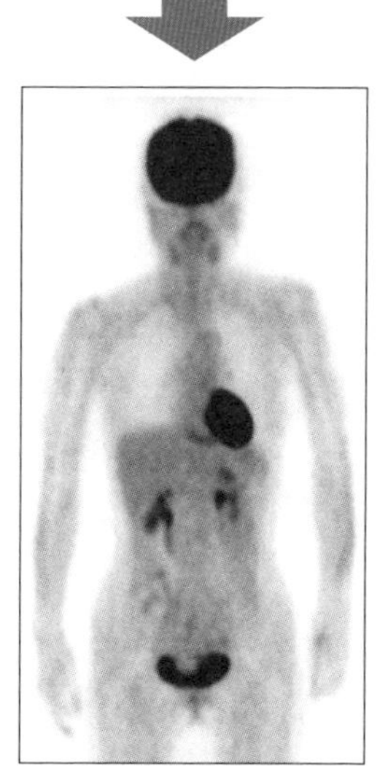

2011年2月康复

4

病毒型肝细胞癌

（凭借饮食疗法控制住病情）

75岁・公司经营者

●发病到康复：3 年

难以治疗的 C 型肝炎引发的癌症，借由饮食疗法，成功遏制住

这名患者在2004年罹患咽喉癌，进行化疗后康复了，但在2009年又罹患肝细胞癌。虽然患者动了两次手术，但是病灶并没有被完全切除。这名患者在读过我的著作后，也开始实行饮食疗法。2012年6月，他到我们医院来治疗前，其异常凝血酶原（PIVKA-Ⅱ）指数大约是400 mAU/ml。

肝细胞癌大部分是由病毒性肝炎引起的，这名患者可能在年轻时因输血感染了C型肝炎。由于其肝脏已经受过病毒的侵害，所以这种癌症属于较难治疗的类型。

自从2012年6月患者实施饮食疗法后，其异常凝血酶原（PIVKA-Ⅱ）指数降到标准范围内的11 mAU/ml以下，而现在其肝脏中也只剩下直径约1厘米的病灶。

肿瘤指数的变化

从下图中可以看出，患者实施饮食疗法后，其PIVKA－Ⅱ指数随着时间的推移发生着剧烈的变化，一直降到正常标准范围内。

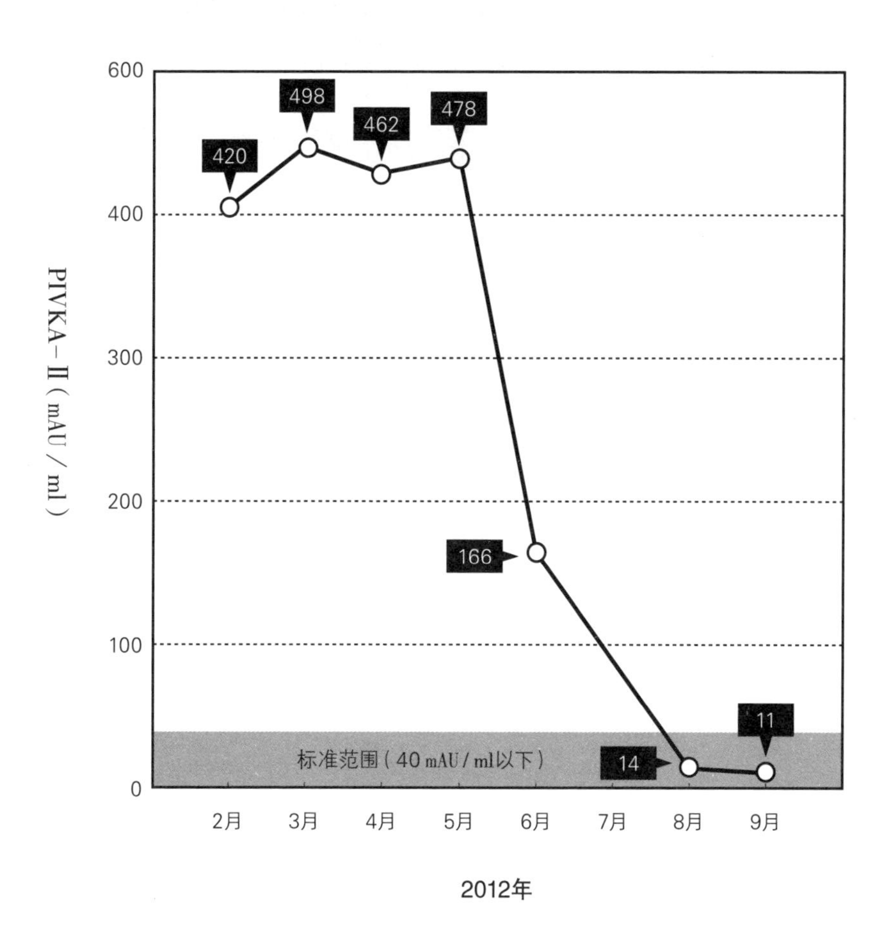

5

大肠癌四期

（晚期大肠癌，也能奇迹康复）

72岁・退休

●发病到康复：11个月
即将引发肠闭塞的升结肠癌，
只要意志坚强，仍然有治好的希望

2011年9月，患者感觉下腹部有异样，甚至痛苦到难以站立，紧急就医后发现患有大肠癌。虽然他在大肠癌演变成肠闭塞前紧急动了手术，但是其癌细胞已经通过腹膜转移（转移至腹腔内），而且他患的是恶性程度极高的升结肠癌。

在得知即使化疗也很难根治后，患者以不良反应太痛苦为由拒绝接受治疗。后来他在女儿百般说服下，接受饮食疗法和化疗双管齐下的治疗方式，于2014年4月到我所在的医院来求诊。

看诊时我告诉他：只要抱持癌症能治好的强烈意志，全心全意接受治疗，一定会有好的结果。的确如此，实施饮食疗法和化疗4个月后，患者做PET检查，发现其已扩散的肿瘤几乎都消失不见了，治疗效果十分显著。

饮食疗法和化疗相结合，治疗前后的PET图像

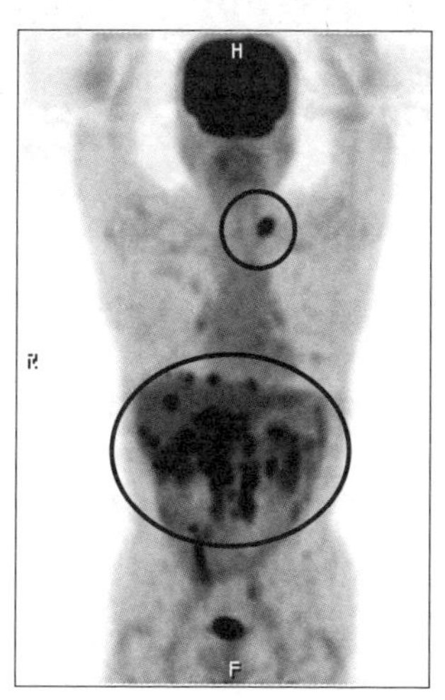

可以看到肝脏内大范围转移，以及左颈部淋巴结腹膜式转移
（2012年4月）

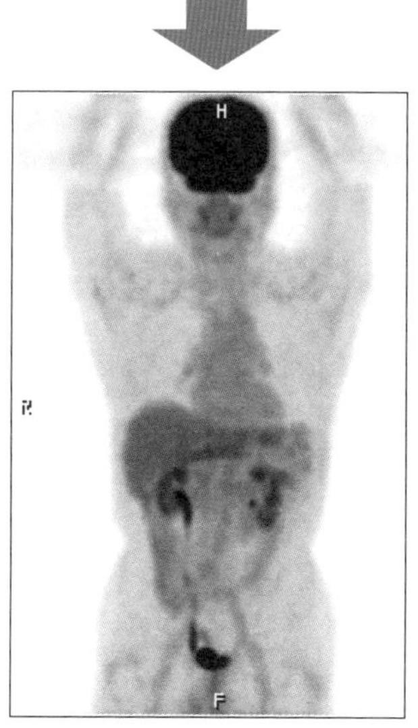

实行饮食疗法4个月后，转移现象几乎消失殆尽
（2012年8月）

6

恶性淋巴瘤

（无法靠化疗消除的癌细胞几乎全消失了）

25岁·学生

●发病到康复：1 年零 3 个月
努力实行化疗和饮食疗法！
直径 12 厘米的恶性肿瘤也能治好

2008年10月，这名年轻患者发现胸部有直径12厘米的肿瘤，经过癌症中心的CT检查，证实他得的是恶性淋巴瘤，于是他从12月开始接受靶向药物治疗。

2009年3月，这名患者到我们医院就诊，同意在接受化疗的同时实行饮食疗法。5月，化疗结束后，他又紧接着做放射线治疗。8月，疗程结束时，其肿瘤已经大幅缩小，肿瘤直径只剩3厘米左右。

接着，我让他全面实行饮食疗法。差不多半年后的2010年1月，其直径3厘米的肿瘤竟消失不见了，只剩下3～4个直径1毫米左右的结节，而且这些结节也在一年后完全消失了。

从这个病例我们可以看出，化疗搭配饮食疗法有神奇的功效。

靶向药物加饮食疗法，双管齐下，消除恶性肿瘤

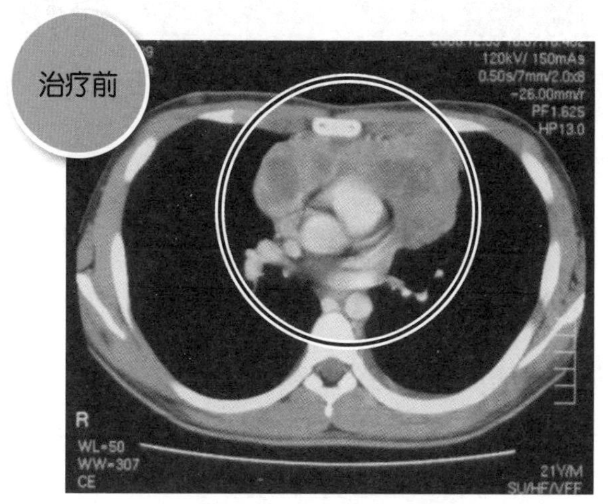

2008年12月3日的CT图像
仿佛要覆盖整个大血管（白色部分）的巨大肿瘤

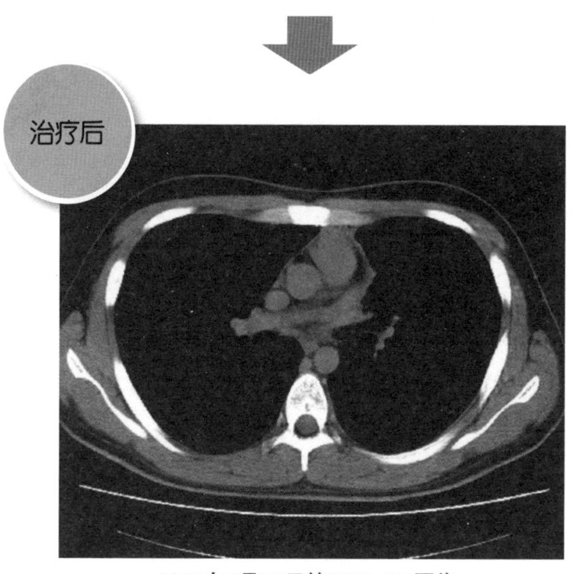

2010年1月20日的PET-CT图像
肿瘤几乎消失，可以清楚地看到大血管

7

乳腺癌且已转移至胸椎

（改变饮食方式，同时处理癌症与转移问题）

65岁・主妇

●发病到康复：1 年零 3 个月
连施行手术都有困难的乳腺癌且已转移至胸椎，实行饮食疗法后，终于康复了

我收到这名患者的来信时，是2009年6月。当时的她自从在癌症中心检查出直径2厘米的乳腺肿瘤后，已经进行了2个多月的治疗，她的内心充满了彷徨与不安。

2010年2月，其第二次PET检查结果显示，虽然乳房周围的癌细胞已经消除，但癌症发生了转移，已经转移至胸椎。由于脊椎附近聚集了大量的神经，所以无法动手术，也很难实施放射线治疗。

在我的建议下，她从2009年8月的PET检查后，开始同时实行化疗和饮食疗法，咬着牙经历了非常艰辛的治疗时期。

半年后的2010年2月，癌细胞几乎已经不见踪迹，但为了避免复发，她仍旧决定在该年3月切除右乳房。在那之后，她依然持续进行饮食疗法，同年9月，癌症转移至胸椎的现象也消失了。

只要改善体质，就能有效治疗癌症，这位患者就是一个很好的实例。

难以治疗的乳腺癌且已转移至胸椎，最后也能收获奇迹

治疗中

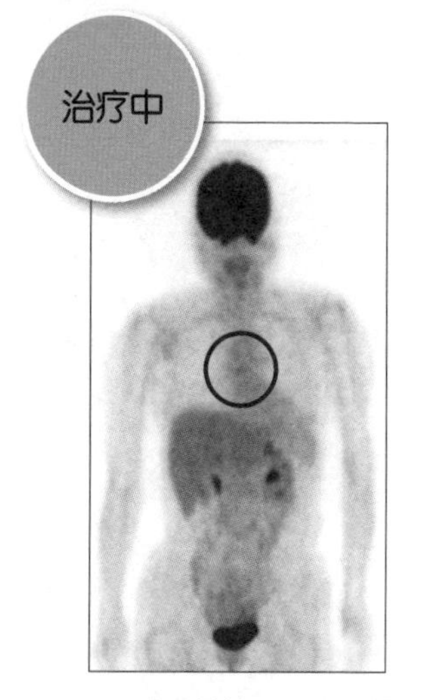

2010年2月的PET-CT图像，癌症已转移至胸椎

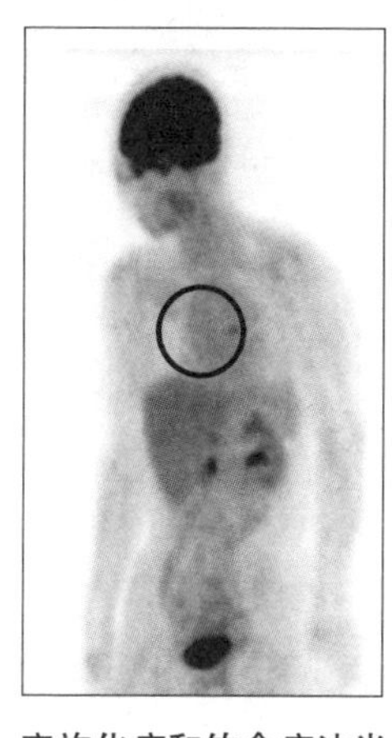

实施化疗和饮食疗法半年后（2010年3月）

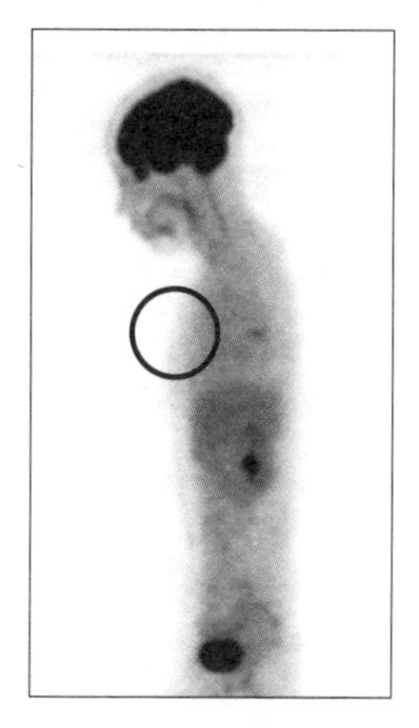

此时已切除右乳房

治疗后

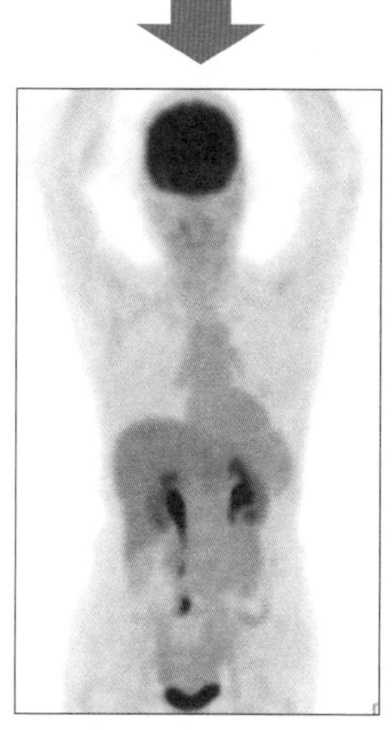

2010年9月的PET-CT图像
此时胸椎处的癌细胞也不见了